DE

QUELQUES PHÉNOMÈNES ACCESSOIRES

DANS LA

PARALYSIE GÉNÉRALE

PAR

Albert FABRE de PARREL,

Docteur en médecine de la Faculté de Paris,
Ex-interne des asiles.

———❦———

PARIS

OCTAVE DOIN, LIBRAIRE-EDITEUR

PLACE DE L'ODÉON, 8

—

1879

DE

QUELQUES PHÉNOMÈNES ACCESSOIRES

DANS LA

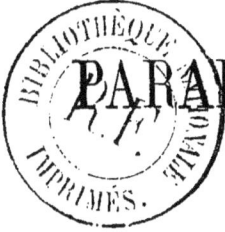

PARALYSIE GÉNÉRALE

PAR

Albert FABRE de PARREL,

Docteur en médecine de la Faculté de Paris,
Ex-interne des asiles.

———— ❧ ————

PARIS

OCTAVE DOIN, LIBRAIRE–EDITEUR

PLACE DE L'ODÉON, 8

–

1879

A MES MAITRES DANS LES HOPITAUX DE PARIS

DE

QUELQUES PHÉNOMÈNES ACCESSOIRES

DANS

LA PARALYSIE GÉNÉRALE

AVANT-PROPOS.

Nous avons eu pour but, dans notre travail inaugural, d'étudier quelques-uns des phénomènes accessoires qui peuvent survenir dans le cours de la paralysie générale, en masquer les signes essentiels, et en changer l'allure. Nous avons recherché quelles lésions correspondent à ces symptômes. Puis nous nous sommes efforcé de dégager, au milieu de la confusion amenée par les phénomènes surajoutés, les faits propres à éclairer le diagnostic.

Parmi les observations consignées ici, celles qui nous sont personnelles ont été recueillies à l'asile Ste-Anne (bureau d'admission), dans le service de M. le docteur Magnan qui a bien voulu nous aider de ses conseils et nous témoigner la plus grande bienveillance. Nous lui gardons la plus vive gratitude.

S'il est une affection qui soit restée longtemps absolument inconnue et indéterminée, malgré les caractères de
netteté et de constance de sa lésion anatomique, c'est la
paralysie générale.

Signalée enfin par Haslam, Delaye, Georget, Pinel,
Esquirol, elle est ensuite mieux connue par les travaux de
Parchappe, de Bayle et de Calmeil. L'attention se trouvant
fixée, les recherches furent opérées partout avec une ardeur
telle, qu'aujourd'hui, grâce à la multitude de travaux dont
elle a été l'objet, la paralysie générale est une des entités
morbides les mieux caractérisées anatomiquement et cliniquement.

Anatomiquement. — On sait maintenant qu'on a affaire
à l'encéphalite interstitielle diffuse, chronique. Ce point a
été établi par les belles recherches de M. Magnan, dont
les résultats sont généralement admis. Nous aurons souvent, dans le cours de ce travail, à nous appuyer sur les
travaux de ce savant qu'il faut toujours citer dans les
questions de pathologie cérébrale et mentale.

Nous ne voulons pas faire ici une description anatomo-
pathologique complète, mais dire quelques mots sur la
diffusion et la généralisation des lésions de la paralysie
générale, afin de faire ressortir la diffusion des signes
cliniques correspondants.

L'altération anatomique est beaucoup plus considérable
que ne le ferait supposer la seule notion des altérations
macroscopiques. Assez longtemps, on n'a su voir que les
adhérences de la pie-mère, avec la couche corticale, et
cependant, les lésions visibles à l'œil nu, quoique très-im-
portantes et souvent très-considérables, sont presque accessoires attendu qu'elles peuvent manquer : « toutes les lésions visibles à l'œil nu ne donnent pas la raison orga-
nique constante de la paralysie générale. Elles peuvent,

en effet, être modifiées par des conditions indépendantes de la maladie ; chacune d'elles, isolément, peut manquer ; dans quelques cas exceptionnels, elles peuvent faire défaut toutes en même temps » (1).

Les altérations microscopiques sont donc du plus haut intérêt, et, si elles sont surtout marquées dans la couche corticale, elles se montrent aussi dans la substance blanche, dans l'épendyme, dans les nerfs et dans la moelle.

Dans l'*écorce cérébrale*, elles ont encore un siége plus spécial dans la 5ᵉ couche de Meynert. C'est là que l'hyperplasie conjonctive est, en général, plus considérable.

Les parois des *capillaires* sont le siége de néoformations nucléaires, d'épaississements, et consécutivement, parfois de dégénérescence colloïde ou cireuse.

Dans le tissu interstitiel de la *substance blanche*, aussi bien que dans celui de la grise, on trouve l'hyperplasie conjonctive qui est la caractéristique de la maladie, toujours et partout.

Les altérations des *cellules* et des *tubes nerveux* sont consécutives à l'inflammation du tissu interstitiel qui les fait dégénérer (pigmentation, dégénération granulo-graisseuse pour les cellules, compression, désintégration pour les tubes qui se dépouillent de myéline).

Les *granulations épendymaires* sont surtout fréquentes dans le plancher du 4ᵉ ventricule. Ce sont des fibrômes papilliformes ; « La couche réticulaire de l'épendyme n'envoie pas des bourgeons seulement vers la surface libre ; mais de ses parties profondes partent aussi de nombreux prolongements qui se disséminent dans l'épaisseur du tissu nerveux lui-même et se perdent insensiblement au milieu de la névroglie. En quelques points, ces traînées

(1) Magnan. Anatomie pathologique de la paralysie générale. In Récherches sur les centres nerveux, p. 55.

sont onduleuses, s'enfoncent profondément en véritables racines ; d'autresfois, au contraire, ce sont quelques fibres isolées qui s'éparpillent dans toutes les directions ; la prolifération nucléaire prédomine d'une manière notable dans le voisinage des gros vaisseaux. » (1)

Si nous signalons maintenant les lésions du *cervelet*, celles de la *moelle*, et des *nerfs crâniens* si fréquentes dans la paralysie générale et qui se rapportent aussi surtout à l'inflammation chronique et diffuse du tissu interstitiel, nous pourrons dire que, dans un grand nombre de cas, le système cérébro-spinal est sous le coup d'une disposition anatomique morbide spéciale qui, partout de nature identique, s'accuse seulement davantage ou plutôt dans une partie ou dans une autre. Cette notion permet, croyons-nous, d'éclairer le diagnostic d'un certain nombre de paralysies générales au début, dans lesquelles on observe primitivement des signes d'ataxie locomotrice. Dans ces cas la moelle est atteinte la première, et par le processus morbide spécial, de sorte que la maladie s'annonce par des crampes, des douleurs fulgurantes, de l'engourdissement, des symptômes d'ataxie, etc., puis, bientôt l'inflammation chronique de l'encéphale se traduira par les symptômes d'affaiblissement intellectuel qu'on trouverait, peut-être, beaucoup plus souvent dès le début si l'on y prenait garde.

Cliniquement, à la diffusion anatomique va correspondre la diffusion des symptômes ; et dans l'affection qui nous occupe, les rapports entre les lésions anatomiques et les faits cliniques sont plus étroits qu'ailleurs. Ce qui le prouve tout d'abord c'est qu'à cette altération qui s'adresse en

(1) Magnan et Mierzejewski. Des lésions des parois ventriculaires et des parties sous-jacentes dans la paralysie générale. (Arch. de physiologie normale et pathologique, 1873.)

même temps à *toute la masse* cérébrale, correspond l'affaissement *en masse* de l'intelligence. Et, du reste, rappro-
chons les phénomènes d'excitation intellectuelle qu'on
observe comme prodromes de la maladie de l'irritation
initiale des cellules et des éléments nerveux de l'écorce, et
rappelons-nous ces malades dont l'imagination devient folie
et à qui leurs passions surexcitées et bientôt privées du
frein de la volonté et du sens moral commanderont des
actes portant déjà le cachet de la folie.

Et ne rattacherons-nous pas à ces poussées congestives
qui se répètent si souvent, les vertiges, les pertes de connaissance, les attaques convulsives que nous verrons à
chaque instant chez nos malades?

Les paralysies partielles que nous observons souvent
dans la sphère des nerfs crâniens sont bien une preuve
de la diffusion des lésions. N'a-t-on pas trouvé dans les
cas de chute de la paupière, de diplopie, de strabisme,
d'amaurose, de surdité, etc., des altérations des nerfs
présidant aux fonctions supprimées (1).

C'est encore à cause de la diffusion des lésions que l'embarras de la parole est un signe apparaissant dès le début,
spécial et constant.

Il se montre dès le début et il est constant parce que la
lésion est généralisée quoique peu avancée, et que, sur le
centre moteur et sur l'appareil de transmission qui va du
centre moteur (circonvolution de Broca) aux organes
chargés de l'articulation de la parole, il y a déjà un grand
nombre de points touchés par l'altération.

Il est spécial, car la lésion est spéciale. On conçoit en
effet qu'une lésion locale, en emporte-pièce, détruisant

---

(1) V. Magnan. Des relations entre les lésions du cerveau et certaines
lésions de la moelle et des nerfs dans la paralysie générale. (Gazette des
hôpitaux, mars 1871).

une partie du trajet, plus ou moins étendue, de l'appareil chargé de la fonction, ne doit pas agir à la façon de l'encéphalite interstitielle, comprimant çà et là, irritant, modifiant sur un grand nombre de points et progressivement, les éléments nerveux d'une façon chronique et continue.

Mais après les troubles intellectuels, moteurs et sensitifs essentiels dans la paralysie générale, et sur lesquels nous ne pouvons insister davantage, il en est d'autres qui ne sont qu'accessoires et sur lesquels nous avons porté notre attention pour nous efforcer de les distinguer des premiers. Ce travail ne nous semble pas inutile, car ces phénomènes accessoires viennent troubler le cours de la paralysie générale, dit M. Magnan (1), masquent et obscurcissent ses signes essentiels et peuvent dans quelques cas rendre le diagnostic fort difficile. On ne saurait donc trop insister sur la détermination précise de tous les symptômes accessoires de la paralysie générale pour en faire une analyse exacte, les apprécier à leur juste valeur et les dégager des symptômes essentiels qui seuls peuvent servir de base au diagnostic. Ces derniers, peu apparents quelquefois, au début de la maladie, sont néanmoins constants, dépendent d'une lésion constante, l'encéphalite interstitielle diffuse, sur laquelle viennent se greffer en quelque sorte toutes les autres lésions accessoires. Quelques-unes de ces lésions, les congestions, les hémorrhagies, les ramollissements circonscrits, traduisent plus complétement en un point limité la lésion généralisée; d'autres enfin, plus rares, les dégénérescences colloïdes, ne sont qu'un des modes de terminaison de la sclérose diffuse.

Nous allons voir qu'aux lésions accessoires qui viennent

(1) Magnan. Localisat. cérébr. dans la paral. gén. (Revue mensuelle de méd. et de chir. Journ. 78, p. 35).

d'être citées, un symptôme correspond souvent : l'hémiplégie, très-important et méritant une élude assez étendue.
C'est donc celui des symptômes accessoires que nous avons
étudié d'abord, et avec le plus de détail, à l'aide de nos
observations et de celles que nous avons pu trouver dans
les auteurs tels que Calmeil, Parchappe, Baillarger, Magnan, etc.

Il nous faut distinguer préalablement les hémiplégies
persistantes et les hémiplégies transitoires.

1° *Hémiplégies transitoires.* — M. Lunier, dans une
communication faite à la Société médico - psycholo-
gique (1), dit qu'on peut observer dans 40 0/0 des cas de
paralysie générale l'hémiplégie incomplète et transitoire.
C'est donc un accident commun ; il a d'ailleurs été signalé par la plupart des auteurs. C'est surtout dans la
seconde période de la maladie qu'il se produit. A la suite
d'une attaque convulsive, ou plutôt d'une série d'attaques
apoplectiformes ou épileptiformes, on s'aperçoit que le
malade est affecté d'une hémiplégie, le plus souvent incomplète. Au bout de quelques heures, cet accident disparaît, souvent pour se montrer de nouveau dans les
mêmes circonstances. Pour qu'une hémiplégie disparaisse
aussi vite, il ne faut pas qu'elle ait d'autre cause que la
compression plus forte d'un hémisphère tenant à une congestion plus intense de ce côté.

M. Dagonet dit qu'elle a lieu le plus souvent à gauche,
qu'elle peut changer de côté, et que, dans quelques cas,
elle semble se rattacher à l'hydropisie des ventricules ou
de l'arachnoïde qui peut être plus abondante d'un côté ou
de l'autre (2). Quoi qu'il en soit, nous croyons avoir insisté

(1) Ann. médico-psycholog., septembre 1872, p. 264.
(2) Dagonet. Traité des maladies mentales. p. 425

suffisamment sur cet accident puisqu'il est connu et que d'ailleurs il est fugace et, par conséquent, bénin.

Nous arrivons à la deuxième série d'hémiplégies.

2° *Hémiplégies persistantes.* — Dans la paralysie générale il est quelquefois, mais assez rarement, donné d'observer l'hémiplégie persistante.

Il est bien évident qu'elle doit reconnaître pour cause toute lésion regardée généralement comme susceptible de la produire chez les individus autres que les paralytiques généraux. Il y a cependant une réserve très-importante et très-curieuse à faire; elle porte précisément sur l'hémorrhagie cérébrale, cause très-commune d'hémiplégie. Cette cause est ici la dernière, et si l'hémiplégie persistante est peu fréquente, dans le cours de la paralysie générale, c'est que l'hémorrhagie cérébrale qui pourrait la produire est excessivement rare. M. Foville a pu dire, à ce propos, devant la Société médico-psychologique, qu'il ne l'avait jamais observée, et ce savant, voulant connaître les cas cités par les auteurs, s'est livré à des recherches dont voici le résultat :

« Bayle n'a pas rencontré un seul cas d'épanchement sanguin dans la substance cérébrale parmi ses nombreuses autopsies.

Calmeil, dans son premier ouvrage (p. 212), fait la même remarque, trouvant le fait d'autant plus étonnant, qu'il existe des travaux permanents vers la tête, que les congestions sanguines sont très-communes et que de la pléthore à la rupture il n'y a qu'une faible distance. Cependant il ne possède qu'un cas d'hémorrhagie cérébrale chez un paralytique, et encore l'interprétation donnée à ce fait est-elle discutable.

Parchappe, sur ses 329 cas, n'en donne pas un seul de significatif.

Calmeil, dans son grand *Traité des maladies inflamma-*
toires du cerveau, publie 188 observations. Une seule est
très-nette : apoplexie-hémiplégie gauche. Mort huit jours
après ; hémisphère droit occupé par une hémorrhagie
cérébrale récente et très-abondante (t. II, p. 510).

En 1861, Baillarger (*Arch. clin. des maladies mentales*,
p. 472) cite un autre cas du même genre, ne laissant pas
place au doute. Voilà les deux seuls cas authentiques (1). »

Nous avons trouvé un autre cas plus récent dans une
observation de M. Magnan, reproduite plus loin.

Comme le faisait remarquer Calmeil, il est assez étonnant que le cerveau des paralytiques, si sujet aux congestions, ne soit pas le terrain de prédilection de l'hémorrhagie cérébrale. On peut cependant se rendre compte de
cette particularité en songeant à la nature des lésions
vasculaires dans la paralysie générale : l'anatomie pathologique nous montre que des éléments nouveaux en grand
nombre viennent épaissir et renforcer les parois des vaisseaux et s'opposer ainsi à la rupture que sollicitent si
souvent les poussées congestives. Par suite, l'hémorrhagie
cérébrale ne se produit sans doute que lorsque une impul-
sion cardiaque excessivement énergique vient triompher
quand même de la résistance ainsi organisée par une
lésion contre une autre.

Il est certain que l'hémiplégie confirmée sera plus fré
quente que l'hémorrhagie, puisqu'elle peut être produite
par d'autres causes, telles que l'embolie, la thrombose, les
foyers d'encéphalite, les tumeurs et même la simple congestion continue et plus intense dans l'un des hémisphères. Elle reste, néanmoins, fort rare, car dans le
Traité de Calmeil, qui contient un très-grand nombre
d'observations (188), nous n'en avons trouvé, outre le cas

(1) Ann. méd. psych., 1872, p. 264.

cité par M. Foville (hémorrhagie cérébrale), que deux autres cas cités plus loin. Il en existe ailleurs, et nous citerons ceux que nous avons pu observer et ceux que nous avons rencontrés dans nos recherches, sans avoir la prétention de n'en avoir pas beaucoup oublié.

Des deux observations suivantes, l'une est de M. Baillarger, l'autre nous est personnelle et a été recueillie à Sainte-Anne, dans le service et sous les yeux de M. le Dr Magnan. Nous les croyons assez intéressantes pour leur avoir donné une grande place dans ce travail ; car elles nous montrent toutes deux une lésion semblable et toute spéciale, comme cause d'hémiplégie. En outre, dans chacune, existent des particularités que nous signalerons dans la discussion.

OBSERVATION Ire. — Le nommé D..., âgé de 40 ans, fabricant de pianos, entre à l'asile Sainte-Anne le 28 décembre 1877.

Renseignements. Le père est mort à l'hospice d'Ivry, affecté d'hémiplégie droite. La mère est morte en 1848, après deux jours d'une maladie indéterminée. Une sœur nerveuse et bizarre. Dans sa jeunesse, D..... a fait de notables excès vénériens. Il a été soigné à Saint-Louis pour un chancre. Il s'est marié en 1868. Sa femme raconte qu'il a toujours été violent et jaloux. En 1870, étant garde national, il a fait beaucoup d'excès alcooliques. Il se vantait de n'avoir jamais tant bu d'eau-de-vie que pendant le siége. Depuis que sa femme le connaît, il s'est toujours plaint de douleurs de tête et de crampes dans les membres inférieurs. C'est quand ces plaintes s'exagéraient qu'elle reconnaissait qu'il avait bu.

Il a eu de 1868 à 1877 cinq à six attaques, probablement épileptiformes. Après une sorte de malaise qui lui annonçait l'imminence de la crise, il pâlissait et tombait.

Un frémissement agitait aussitôt ses lèvres et sa paupière gauche. Ce dernier détail avait surtout frappé sa femme. Elle ne remarqua point de convulsions dans les membres ni d'écume à la bouche. La pâleur persistait jusqu'au lendemain et la parole restait un peu embarrassée. Parfois, n'ayant pas vu d'accès, sa femme, remarquant une certaine gêne dans la prononciation de son mari, la mettait sur le compte d'excès qu'il aurait commis la veille.

La dernière crise, pendant laquelle il avait la bouche pleine d'écume, fut suivie d'une période délirante : il poursuivit sa femme pour la tuer et le lendemain ne se souvint pas du fait.

D'ailleurs, après chaque attaque, il était toujours plus excité que d'ordinaire.

Depuis deux ans, sa mémoire s'affaiblissait ; il ne fournissait plus qu'un travail défectueux et irrégulier. Il lui arrivait souvent de casser les objets qu'on lui donnait à confectionner.

En avril 1877, sa femme dut se séparer de lui parce qu'il voulait la faire coucher avec un grand coutelas sous l'oreiller.

Le 28 décembre, il est arrêté armé d'un pistolet avec lequel il voulait, disait-il, tuer les rats, et envoyé au Bureau central d'admission, dans le service de M. le Dr Magnan. On se trouve en face d'un homme présentant une vive excitation qui dure depuis huit jours, de l'insomnie, des hallucinations pénibles ou terrifiantes. Pendant qu'on l'examine, il cherche des rats, il dit en avoir vu de 50 centimètres. Mémoire affaiblie, idées hypochondriaques. « Nous sommes en 1878, en décembre. Il ne mange pas, il a le gosier gonflé, çà ne passe pas, tout le corps est nettoyé, etc. » La parole est légèrement hésitante, les pupilles resserrées, la droite plus large.

M. Magnan diagnostique paralysie générale avec délire hypochondriaque et accidents alcooliques.

2 janvier 1878. Les rats grouillaient, il les a empoignés, il les a écrasés. Il les sent monter sur sa bouche et cherche à s'en débarrasser avec ses dents. C'est ainsi qu'il s'est fait plusieurs morsures sur la lèvre inférieure. Hésitation caractéristique de la parole, affaiblissement des facultés intellectuelles.

Le 5 janvier. Se mord encore la lèvre et tire sur sa langue pour saisir les rats.

Du 15 au 25. L'excitation continue, on constate des hallucinations de même nature et quelques troubles de la sensibilité générale. Il a des rats partout, ils entrent par la bouche. La température est normale.

Le 20. On trouve 36,8 le matin et 37 le soir.

Le 21. 37,4 et 37,8.

Le 27. 37,6.

Le 31. Après avoir passé quelques jours déprimé et alité, le malade se trouve mieux; il ne sent plus les rats, ils sont morts. Un peu de délire ambitieux apparaît; il grandit, il est devenu quatre fois plus grand, etc.

Février. Même état.

4 mars. Nous le trouvons le matin avec un embarras énorme de la parole qui a existé déjà toute la nuit; il a dû avoir hier une attaque épileptiforme ou apoplectiforme.

Le 7. Délire hypochondriaque; veut qu'on lui retire un rat qu'il a dans le gosier, parle de gaz, de poison, etc.

Le 9. Je suis mort, dit-il, j'ai la gorge toute serrée par le gaz, vous devriez bien me le retirer. Les pupilles sont punctiformes, la parole hésitante.

Le 11. Diarrhée. Dans la journée le malade a un grand nombre d'attaques épileptiformes. Dans toutes, on remarque la prédominance des convulsions du côté gauche.

De 9 heures à midi	6	attaques.
De midi à 1 heure. Soir	2	—
De 1 heure à 2 heures.	13	—
De 2 heures à 3 heures.	3	—
De 4 heures à 5 heures	2	—
De 5 heures à 6 heures.	4	—
De 6 heures à 7 heures.	0	—
De 7 heures à 8 heures.	4	—
De 8 heures à 9 heures.	2	—
De 9 heures à 10 heures	3	—

En tout 44 crises dans cette journée. La température prise dans le rectum a oscillé entre 37 et 38°; à midi 37°,4, à 2 heures 37°,6, à 4 heures 37°,4, à 8 heures 38°, à 10 heures 37°,8.

Le 12. Le malade est couvert de sueurs. Il n'a pas eu de nouvelles attaques depuis hier à 10 heures. La diarrhée a cessé. Pouls, 88. T. R., 37,4. Soir, à 8 heures, T. R., 38,2.

On s'aperçoit qu'il existe de la parésie des membres supérieur et inférieur gauches.

Le 13. T. R., 37,8.

Le 14. T. R., 37,6.

L'obtusion intellectuelle a fait des progrès; les idées sont extrêmement confuses.

Le 30. Idées hypochondriaques; il a le gosier engorgé; il a des saletés, de la crasse, on a mis du gaz là-dedans; manifestations de quelques idées ambitieuses: il est très-fort, très-solide, il devient plus grand. — Analgésie généralisée. Les piqûres d'épingle ne sont pas senties, mais la sensibilité à la température est conservée. Il existe toujours un peu de faiblesse du côté gauche; en outre, la *commissure labiale gauche est abaissée*. La langue est droite; les pupilles sont resserrées, la droite plus que la gauche.

4 avril. A 3 heures et demie du matin le veilleur a remarqué des *frémissements dans les muscles du bras gauche*, et à

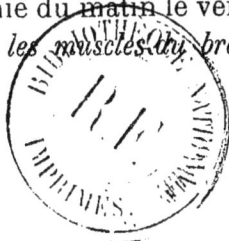

5 heures des *secousses convulsives dans tout le côté gauche* du corps. A 10 heures, des convulsions se succèdent sans interruption dans les muscles de la face, du cou, du bras, du thorax, du ventre et de la jambe à gauche. Les muscles de la langue du côté gauche offrent également de petites secousses ; la pointe de cet organe est déviée vers la gauche. Lorsqu'elle est projetée au dehors, la surface étalée toute entière est agitée de mouvements fibrillaires. La face est grimaçante par la trémulation des muscles et surtout la contraction spasmodique de l'orbiculaire gauche des paupières. Rien à signaler pour le côté droit du corps. Le pouls, petit, irrégulier, bat 112 pulsations. T. R., 38°. L'intelligence ne semble pas plus atteinte, on constate même moins d'obtusion que n'en présentent d'ordinaire ces malades à la suite d'attaques convulsives. Dans la journée on s'aperçoit qu'il existe, sur le bord gauche de la langue, une petite morsure. La *fesse gauche porte une eschare.* Sueurs profuses. T. R. à midi, 37°,8 ; les convulsions persistent jusqu'à 3 heures, puis diminuent graduellemeut ; à 6 heures du soir, T. R., 37°,4.

Le 5. T. R., 37°,6. Les pupiltes sont resserrées, la gauche plus large ; les convulsions n'existent plus dans le membre inférieur gauche ; elles continuent moins violentes, mais avec la brusquerie des contractions électriques dans les muscles de la face, du cou, du bras, de l'abdomen à gauche. Notons parmi les plus accusées, celles de l'orbiculaire des paupières, des zygomatiques, du sterno-cléido-mastoïdien, du grand pectoral, du grand droit de l'abdomen, des fléchisseurs des doigts et des pronateurs à l'avant-bras.

A propos de la contraction de ces derniers, nous observons que la main, placée en supination, se porte en pronation d'une façon lente, mais saccadée. On dirait qu'un courant électrique agit successivement sur divers faisceaux musculaires pour produire d'abord la supination incomplète, puis une demi-pronation, puis la pronation complète et ensuite les mouvements inverses. Dans ce mouvement, les fléchisseurs des doigts se contractent aussi; le biceps reste faiblement tendu.

30 mai. Deux attaques épileptiformes.

3 juin. Trois attaques épileptiformes, la première à 10 heures du matin, la deuxième à 4 heures, la troisième à 7 heures, avec prédominance des convulsions à gauche.

Le 4. T. R., 37,8. Anesthésie généralisée sauf au pourtour des narines.

Le 5. Deux attaques épileptiformes, l'une à 5 heures du matin, l'autre à 11 heures. T. R., 38,4.

Le 6. Une attaque le matin. Pouls, 96. T. R., 37,8.

Le 7. Une attaque. T. R., 38,8.

4 juillet. Cinq attaques dans la nuit; légère hébétude. Pouls, 80. T. R., 37,7.

Le 5. Sept ou huit attaques depuis la veille. Stupeur. T. R., 38,6.

Le 6. T. R., 38. Pas d'attaques. Secousses convulsives dans les muscles du bras et de la face à gauche.

Le 7. T. R., 38,6.
Le 8. — 38,4.
Le 9. — 38,6.
Le 10. — 38,2.
Le 12. — 38,2.
Le 19. — 37,8.
Le 20. — 37,6.
Le 21. — 37,8.
Le 22. — 37,4.
Le 23. — 37,6.
Le 25. — 37.
Le 26. — 37,2.
Le 27. — 37,6.

Le 28. — 37,4.
Le 29. — 40.
Le 30. — 40,4.

Le matin, pouls très-petit et fréquent. Respiration ster-toreuse. Pupilles resserrées ; pas de déviation conjuguée des yeux. Résolution des membres. Le malade a eu sans doute, pendant la nuit, des attaques qui sont passées ina-perçues.

A 11 heures, 40,6 ; à 3 heures, 41,6 ; à 5 heures, 42 ; à 8 heures, 41,8.

Mort le 31 à 4 heures et demie du matin.

On avait donné au début l'iodure de potassium et depuis le mois de juillet le bromure de potassium.

AUTOPSIE. — *Crâne.* Au niveau des pariétaux, le crâne est épaissi d'un façon notable ; l'épaisseur atteint 0,012 mil-limètres environ. Le diploé fortement injecté présente de nombreux canaux très-dilatés. Cette altération est plus accusée vers le bord inférieur de l'os.

L'occipital est également épaissi, mais n'atteint pas les dimensions des pariétaux.

Le frontal, dont l'épaisseur est normale au niveau de la suture médio-frontale, est très-épaissi au niveau des bosses frontales.

Pour les os de la voûte crânienne, les sutures seules ont conservé leur épaisseur normale.

Dure-mère. La dure-mère injectée offre de faibles néo-membranes à sa convexité, un peu plus accusées à gauche.

Cerveau. L'hémisphère gauche pèse 572 grammes ; le droit 494. Différence, 78 grammes.

La cavité arachnoïdienne contient une petite quantité de sérosité louche.

Hémisphère droit. Depression en sous-sol visible à l'œil nu au niveau des circonvolutions frontales, sur leur partie

moyenne; de même à l'extrémité supérieure de la circonvolution frontale ascendante et à sa partie inférieure au
niveau de la scissure de Sylvius.

Au niveau de la partie postérieure de la seconde circonvolution frontale et de l'extrémité antérieure de la
première circonvolution frontale, on note l'injection avec
suffusion légère de la pie-mère. Même altération à] la
partie postérieure de la scissure de Sylvius, au niveau
de l'extrémité inférieure de la circonvolution pariétale

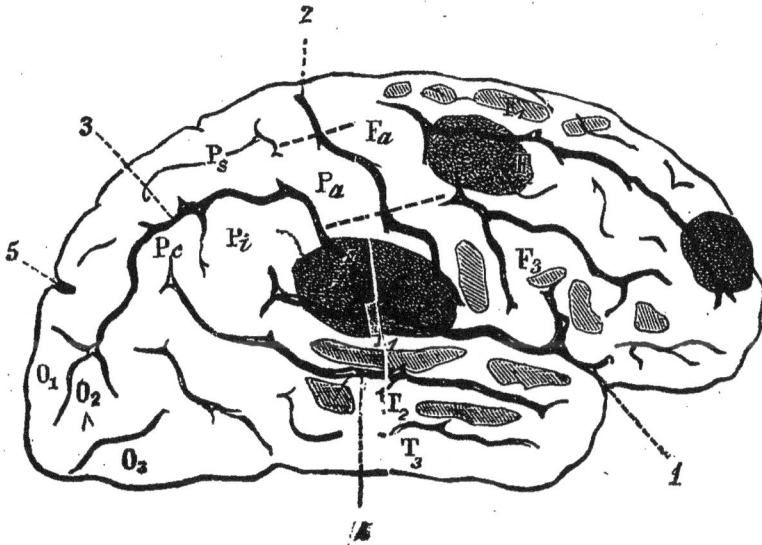

FIGURE 1.

Hémisphère droit. Face externe.
1, Scissure de Sylvius. — 2, Sillon de Rolando. — 3, Scissure interpariétale.
4. Scissure parallèle. — 5. Scissure perpendiculaire externe.
F_1, 1re circonv. front. F_2, circonv. front. F_3, 3e circonv. frontale. Fa, circonv. front.
ascend. Pa, circonv. pariét. ascend. Ps, lobule pariét. supérieur. Pi, lobule pariét
inférieur. Pc, lobule du pli courbe. T_1, 1re circonv. temporale. T_2, 2e circonv. temp.
T_3, 3e circonv. temp. O_1, 1re circonv. occipitale. O_2, 2e circonv. occipit. O_3, 3e circ.
occipitale.

ascendante et à l'extrémité inférieure du lobule pariétal
inférieur. L'injection existe encore sur une petite étendue
de la première circonvolution temporale.

Les circonvolutions, en général, sont minces et atro-
phiées.

Après l'ablation des méninges, l'extrémité postérieure
de la seconde circonvolution frontale offre un piqueté très-
accusé et des adhérences assez fortes.

A l'extrémité antérieure de la première circonvolution
frontale, où nous avons signalé l'injection de la pie-mère,
la soudure de la méninge avec la couche corticale est
complète.

Au pied de la circonvolution pariétale ascendante, les
adhérences sont telles que toute la substance corticale se
trouve entraînée par la pie-mère.

A l'extrémité inférieure de la circonvolution frontale
ascendante, la couche corticale a suivi la méninge et laissé
à nu la substance blanche.

A la partie postérieure des 1e et 2e circonvolutions frontales, et sur la 3e frontale on trouve de fortes adhérences.

En avant, les adhérences sont moins accusées sur ces
trois circonvolutions, excepté sur la première, au niveau
de l'injection méningée, comme nous l'avons indiqué
plus haut.

Les méninges sont adhérentes encore, au dessous de la
scissure de Sylvius, sur les 1° et 2e circonvolutions temporales. Sur la 3e, les adhérences sont presque nulles.

Sur le lobe occipital, les méninges lèchent la substance
grise sans l'entraîner.

Le lobule de l'insula est mou. A ce niveau les méninges
se détachent mais en léchant légèrement.

L'épendyme du ventricule latéral, fortement épaissi,
présente un sablé très-accusé et une teinte gélatineuse,
surtout dans son tiers postérieur où il prend un aspect un
peu mamelonné.

A l'extrémité antérieure du ventricule latéral, l'épendyme est également plus épais et le sablé très-marqué.

Une coupe pré-frontale ne laisse voir aucun foyer.

La coupe frontale ne laisse découvrir non plus aucun foyer.

La coupe pédiculo-pariétale montre la substance grise un peu ramollie au niveau de l'extrémité inférieure de la circonvolution pariétale.

La coupe occipitale n'offre rien de particulier.

Hémisphère gauche. — Les circonvolutions paraissent avoir leur volume normal.

Les méninges sont injectées à l'extrémité antérieure des 1e et 2e circonvolutions frontales.

Injection légère à l'extrémité postérieure de la scissure de Sylvius, au niveau du lobule pariétal inférieur, et de l'extrémité postérieure des 2e et 3e circonvolutions temporales.

En partant de la scissure de Sylvius, on enlève avec facilité les méninges sur les circonvolutions temporales, sauf vers leur extrémité antérieure.

A l'extrémité inférieure des circonvolutions pariétale et frontale ascendantes, les méninges n'adhèrent que faiblement, et dans tout le reste de l'étendue de cet hémisphère, elles font défaut, excepté sur le tiers antérieur des trois circonvolutions frontales et à la face interne du lobe frontal.

Les coupes préfrontale et pédiculo-frontale n'offrent aucun foyer.

Sur la coupe frontale propre, on note un peu d'injection de la couche corticale à la partie inférieure.

La coupe pariétale montre la même altération de l'écorce grise, à sa partie inférieure.

La coupe pédiculo-pariétale n'offre aucun foyer.

Rien à noter dans la coupe occipitale.

Cervelet. — L'épendyme du 4e ventricule est faiblement épaissi. Il offre un sablé plus accusé dans la moitié antérieure.

Les lobules du cervelet sont injectés. Les méninges s'enlèvent avec la plus grande facilité sur toute l'étendue de l'organe.

Bulbe. — Légèrement injecté dans toute son étendue.

La coupe de la *protubérance*, montre seulement un peu d'injection.

Poumons. — Le sommet du poumon droit est très engoué, et présente, disséminées en plusieurs points, des granulations tuberculeuses, dont quelques-unes atteignent le volume d'un grain de chènevis. Le lobe inférieur, fortement engoué, ne crépite pas sous le doigt, et certaines parties coulent au fond de l'eau.

Le sommet du poumon gauche présente également des granulations. Près de la surface du sommet, on trouve un petit noyau, de la grosseur d'un grain de blé, composé de plusieurs granulations renfermant un peu de substance crétacée. Le lobe inférieur est légèrement congestionné et présente de l'emphysème marginal sur tout le bord inférieur.

Cœur et péricarde. — Le péricarde est rempli d'un épanchement séreux, assez abondant et légèrement floconneux. Sa face interne présente quelques opalescences et quelques plaques laiteuses.

Le cœur est surchargé de graisse, surtout le cœur droit.

La paroi aortique, à partir de 2 centimètres environ de son origine est très-épaissie et il est à remarquer que les valvules sygmoïdes sont minces, souples et n'offrent pas la moindre incrustation. Peu à peu, les parois aortiques s'épaississent et à 5 centimètres de son origine, l'aorte présente environ 4 millimètres d'épaisseur. La coupe,

montre à la partie moyenne une ligne jaunâtre athéroma-
teuse.

Les parois du ventricule droit sont minces, flasques et
jaunâtres à la partie externe.

Le ventricule gauche a une coloration aussi un peu
jaunâtre.

Foie. — Le foie pèse 1300 grammes. Son volume est
normal. Sa surface présente un peu d'épaississement de la
capsule à la partie moyenne du lobe droit. Elle adhère au
diaphragme, au sommet de ce lobe. En enlevant la capsule
à ce niveau on trouve une mince couche de sang liquide
et une teinte brunâtre de la substance.

Les coupes font voir une coloration jaunâtre du foie qui
sans être granuleux a ses lobules déjà dessinés.

La vésicule biliaire est normale.

La rate, peu volumineuse, ne présente rien à signaler.

Les reins offrent une teinte jaunâtre de la couche corticale, leur volume est un peu augmenté. La coloration
jaunâtre est plus marquée sur le rein gauche.

Réflexions. — Le début des accidents chez notre malade
devait remonter à plusieurs années ; depuis 1868, il avait
des attaques convulsives, traduction probable des poussées
congestives qui se faisaient de temps à autre dans l'encéphale. Il faisait des excès de boisson, il souffrait de céphalalgie, de crampes dans les membres inférieurs, et
parfois on constatait chez lui un embarras passager de la
parole. Ce sont là les phénomènes que l'on retrouve dans
les antécédents d'un bon nombre de paralytiques généraux. On peut se demander si l'alcool a joué un rôle dans
l'étiologie de la maladie ou si les troubles cérébraux ont
été la cause des excès.

Nous pensons que, dans l'espèce il serait téméraire de
juger la question. On peut seulement dire que l'alcoolisme

marche ici de pair avec la paralysie générale. Dans les premiers jours de son séjour à Sainte-Anne le malade présentait un délire qui nous avait renseigné sur ses habitudes. Puis, l'autopsie nous a révélé des désordres se rapportant à l'alcoolisme : athérome, surcharge graisseuse du cœur, du foie, des reins.

Nous nous demandons encore si, en présence de l'atrophie que nous avons constatée dans l'hémisphère droit, on ne peut attribuer une certaine part à l'action de l'alcool, si elle n'a pas favorisé cette sclérose cérébrale en donnant un coup de fouet au processus irritatif fondamental de la paralysie générale ? Le sujet de l'observation de M. Baillarger citée après celle-ci, était aussi alcoolique. On dira que l'atrophie était unilatérale. Mais on peut admettre que l'un des deux hémisphères présentait à l'action nocive de l'alcool un terrain préparé, si déjà, de ce côté, l'inflammation interstitielle était prédominante. Quoi qu'il en soit, nous n'attachons pas à cette hypothèse, plus d'importance qu'elle n'en mérite et nous abordons un autre point.

Déjà dès les premières attaques convulsives de D..., sa femme avait remarqué les contractions isolées des muscles *gauches* de la face, et plus tard, dans les crises observées à l'asile, nous avons noté la localisation des convulsions épileptiformes dans le côté gauche du corps.

Dès lors : nous pouvions supposer qu'il se faisait dans l'hémisphère droit des lésions prédominantes. Et en effet, comme raison anatomique des phénomènes observés, l'autopsie nous montre l'injection et la suffusion sanguine des membranes avec lésion plus accusée de l'écorce grise sous-jacente. Les lésions signalées se trouvent dans cette zone où l'on a localisé les phénomènes moteurs observés dans la moitié opposée du corps. Par ces foyers de congestion active se trouvent en effet expliquées ces convulsions unilatérales.

Nous avons appelé l'attention sur celles qui se sont
manifestées avec une intensité prépondérante, dans les
muscles de l'avant-bras. Nous rappelons à ce sujet que
dans les expériences de Ferrier (1), l'excitation de la partie
inférieure et de la partie moyenne de la circonvolution
pariétale ascendante du singe donnait lieu à des mouvements individuels et combinés des doigts et du poignet.
En avant de ces points, et sur la circonvolution frontale
ascendante se trouve un centre moteur pour la supination
et la flexion de l'avant-bras. Si l'on veut se reporter à la
figure on verra que le maximum de la congestion s'est
trouvé précisément sur les zones signalées ou dans des
points très-rapprochés.

Au milieu des accidents convulsifs nous avons vu survenir une hémiplégie gauche incomplète ; une *hémiparésie*
pour ainsi dire. Nous trouvons sa cause dans l'atrophie
de l'hémisphère droit qui pesait 78 grammes de moins
que le gauche. Cette atrophie était sans doute plus considérable dans les régions antérieures puisque nous avons
noté des dépressions en sous-sol sur les circonvolutions
frontales, à leur partie moyenne, et sur la circonvolution
pariétale ascendante. Elle était, par conséquent, tout à fait
capable de produire une hémiplégie. Mais on peut se demander pourquoi cette altération, qui existait certainement
depuis assez longtemps, n'a pas causé plus tôt la faiblesse
du côté gauche. Nous pensons que c'est en raison de la
marche lentement progressive. En effet, il arrive souvent
qu'une tumeur peut exercer pendant un temps fort long
une compression sur une partie assez considérable du
cerveau, sans donner lieu à des paralysies, parce que son
expansion se fait insensiblement. Une lésion comme l'hémorrhagie au contraire, distendant brusquement le tissu

(1) Ferrier. Fonctions du cerveau, p. 229.

nerveux, produira une hémiplégie, même si elle n'est pas bien considérable. Dans l'atrophie, les éléments nerveux sont enserrés dans un réseau de tissu sclérosé, produit d'une irritation lente ; les choses doivent se passer comme dans le cas de tumeur. Néanmoins, il est évident que la paralysie est imminente puisque un très-grand nombre d'éléments nerveux n'accomplissent plus ou accomplissent mal leurs fonctions. Dans le cas particulier, il a suffi d'une congestion intense frappant l'hémisphère droit, pour déterminer l'hémiplégie qui n'eût probablement pas persisté, si elle eût été sous la dépendance de l'hyperémie seulement.

Aux réflexions que nous venons de faire, on pourra ajouter celles que suscite à M. Baillarger le fait suivant qui présente avec le nôtre une grande analogie.

Obs. II. — *Paralysie générale avec faiblesse plus marquée d'un côté. — Inégalité d'atrophie des hémisphères cérébraux* (1). — La femme X..., âgée de 35 ans, avait reçu une bonne éducation. Bien qu'elle fût mariée elle avait toujours mené une vie fort dissipée. Depuis plusieurs années, à la suite de revers de fortune, elle s'était adonnée à la boisson. D'une bonne santé d'ailleurs, elle n'avait jamais présenté, ni aucune personne de sa famille, le moindre symptôme d'aliénation mentale.

Au mois de janvier 1854, X... perd subitement le sommeil, accuse en même temps une céphalalgie très-intense, et se plaint de visions qui la poursuivent nuit et jour ; elle avait autour d'elle des cercueils, des corbillards, et s'imagine qu'elle va mourir. Pendant quelques jours elle est très-agitée, puis la céphalalgie et les visions disparaissent, et elle recouvre toute sa raison.

Trois mois après, de nouveaux accidents se produisent. X... néglige toutes ses affaires, passe son temps à des futilités, comme de faire et de défaire ses robes, etc. Tout à coup, elle ne sait plus lire ni écrire, perd quelquefois entièrement conscience de ses paroles et de ses actes

(1) Gaz. des hôpitaux, 1857, p. 113.

et prononce des mots incohérents. C'est dans cet état qu'elle est amenée à la Salpétrière, le 16 juin 1854.

Au moment de son entrée, elle présente les symptômes suivants : Le facies est pâle et maigre ; il y a de l'hésitation dans la parole, de la faiblesse dans les mains, une certaine vacillation dans la marche. La malade ne sait pas où elle est, se tourmente beaucoup de ses affaires, a une tendance marquée au délire ambitieux. Son père, dit-elle, a une grande fortune, elle a chez elle de beaux meubles, de riches toilettes. Elle est très agitée, refuse tout travail.

Cet état persiste pendant quinze ou vingt jours, après lesquels une notable amélioration se manifeste.

Un mois après son entrée à la Salpétrière, elle a la figure meilleure, les mains plus fortes, la parole plus libre, la démarche moins chancelante ; elle est calme, et consent à travailler.

Trois mois après, dans le courant du mois de novembre 1854, l'amélioration a fait des progrès sensibles ; tout embarras de la parole a presque entièrement disparu ; la démarche est assurée ; l'intelligence paraît nette. On remarque cependant que cette malade travaille très-peu et ne pense qu'à manger.

A la fin du même mois, sans aucun symptôme précurseur, X... est subitement atteinte d'hémiplégie ; elle se tient debout, mais elle penche tout son corps à gauche, et ne peut porter le bras de ce côté jusqu'à la tête ; la face est déviée à droite, la parole embarrassée. Sous l'influence d'un traitement antiphlogistique, dès le lendemain l'hémiplégie a diminué, le mouvement est revenu dans le bras gauche, la bouche n'est plus déviée ; il restait seulement de la faiblesse dans le côté et un embarras de la parole plus marqué qu'avant l'accident.

Dans le courant de décembre, sans disparaître complétement, ces symptômes eux-mêmes diminuent beaucoup, et à la fin du mois, la malade sort de l'hospice.

Elle passe toute l'année 1855 chez son mari. L'intelligence est toujours affaiblie. On remarque une faiblesse prédominante dans le côté gauche, et par instants du bégayement.

En 1856, pour la troisième fois, des accidents graves reparaissent. Traitée d'abord à Charenton, elle est ramenée à la Salpétrière au mois de mai 1856.

Bégaiement, embarras de la parole, tremblement des jambes, affaiblissement des mains, état de stupeur et de démence ; tous les signes d'une paralysie générale avancée existent ; et cette fois, loin de diminuer, ils vont au contraire en s'aggravant très-rapidement. Ainsi, deux mois après son entrée, en juillet 1856, la malade est devenue gâteuse ; sa figure a vieilli, ses traits se sont relâchés, sa langue s'est de plus en plus embarrassée. Cinq mois après, au mois de novembre, elle ne se lève plus du tout ; elle est extrêmement maigrie, elle ne prend plus que des aliments liquides.

Au mois de janvier 1857, elle est mourante ; elle rejette toute espèce d'aliments ; la langue est noire et sèche, les dents fuligineuses ; elle n'a cependant pas d'eschares ; le pouls est presque anormal, elle prononce encore quelques mots. Elle succombe enfin sans que sa mort paraisse le résultat d'une affection intercurrente.

Durant cette dernière période, les accidents hémiplégiques ont persisté ; ils ont même éprouvé une aggravation momentanée. Sans qu'aucun prodrome eût pu le faire prévoir, la malade s'est un jour réveillée complétement hémiplégique ; le bras gauche immobile et contracturé, la jambe gauche inerte, la bouche déviée à droite. Des sangsues furent appliquées à l'anus, et dès le lendemain, la déviation de la bouche avait disparu ; le bras, la jambe avaient recouvré le mouvement. Jusqu'à la fin de la vie, cependant, une faiblesse beaucoup plus marquée persista dans tout le côté gauche.

Autopsie. — Le corps ne présente aucune trace d'eschares. Les os du crâne sont minces, peu injectés à leur face interne. Sur la partie antérieure et médiane de la voûte, au devant de l'apophyse crista-galli, dont elle est séparée par une échancrure, on remarque une saillie osseuse, mince et tranchante, contenue dans l'épaisseur de la faux cérébrale. Cette saillie a sa plus grande hauteur à sa base ; là elle est de près d'un demi-pouce. Elle se perd ensuite insensiblement de bas en haut.

La dure-mère incisée ; il s'écoule de la base du cerveau une sérosité sanguinolente dont le poids est égal à 150 grammes.

Le cerveau est très-petit ; à la simple inspection, on reconnaît une disproportion marquée entre le volume de cet organe et celui du cervelet ; et une disproportion non moins évidente, entre les deux hémisphères du cerveau.

On trouve pour le poids de l'encéphale....... 955 grammes
Pour celui du cerveau.................... 800 —
Pour celui du cervelet et de la protubérance.. 155 —
Pour le poids de l'hémisphère gauche........ 431 —
Pour celui de l'hémisphère droit............ 369 —

L'inégalité de poids entre les deux hémisphères est en rapport avec les accidents hémiplégiques constatés pendant la vie.

L'arachnoïde viscérale, examinée avec soin dans toute l'étendue du cerveau, n'offre aucune trace d'opacité.

La pie-mère, sauf en un point ou deux, n'est pas infiltrée. En quelques endroits seulement, principalement sur les parties latérales des hémisphères, elle offre des traces de suffusion sanguine. Les deux membranes ne sont pas épaissies d'une manière appréciable. Si on essaie de les enlever, on reconnaît que presque partout elles ont contracté des adhérences intimes avec la substance corticale ; elles en entraînent la couche externe restée blanche, et mettent à nu la couche sous-jacente, qui est inégale, mamelonnée, rouge et saignante. En certains points, elles entraînent même toute l'épaisseur de la couche corticale.

Cette substance est atrophiée et beaucoup plus molle qu'à l'état normal. La substance blanche est au contraire plus ferme et plus élastique.

Les deux substances sont isolées l'une de l'autre. Avec le manche d'un scalpel, on enlève très-facilement la substance grise ramollie, sans entamer la substance blanche qui est indurée.

Sur le cervelet, les membranes sont injectées mais nullement adhérentes. La substance grise est très-colorée. Sa consistance générale est beaucoup plus faible que celle du cerveau.

La moelle, examinée avec soin, n'a présenté aucune trace d'altération.

« Il y a dans cette observation trois faits importants à noter : le premier est l'inégalité de poids entre les deux hémisphères.

M. le Dr Follet a depuis longtemps déjà signalé cette lésion chez les sujets épileptiques ; cette inégalité se rencontre très-souvent chez les aliénés paralytiques. Ainsi qu'on l'a vu, elle existait chez la femme X...

Sur les sept autopsies d'aliénés paralytiques, faites dans l'espace d'un mois, pareille différence s'est reproduite six fois. Dans plusieurs de ces cas, comme chez notre malade, il y avait eu des accidents hémiplégiques dans le côté opposé à l'hémisphère atrophié. Ainsi, sur un homme on avait observé, pendant la vie, une prédominance de faiblesse à gauche, et à l'autopsie l'hémisphère droit pesa 60 grammes de moins que le gauche.

Ces faits ont ceci de remarquable, que la différence de poids, entre les deux hémisphères, ne tient à aucune lésion appréciable en un point déterminé du cerveau. A la suite d'hémorrhagie ou de ramollissement, on trouve souvent des différences de poids considérables. Récemment, nous en avons vu de 75 et même de 100 grammes : mais dans ce cas, il y a une perte de substance toujours facile à reconnaître. Dans la paralysie générale, au contraire, l'inégalité de poids ne peut s'expliquer que par une atrophie plus rapide de l'un des hémisphères. A l'état normal, il existe aussi des inégalités entre les deux hémisphères, mais celles que nous signalons chez les aliénés paralytiques sont beaucoup plus considérables ; elles doivent donc être acceptées comme de véritables lésions pathologiques. »

L'analogie des deux observations est complète quant à la relation entre l'atrophie d'un hémisphère et l'hémiplégie du côté opposé. La même cause a produit les mêmes effets. Mais notre malade a eu, de plus que celle de M. Baillarger, des attaques épileptiformes avec convulsions unilatérales. Aussi, outre l'atrophie, nous avons trouvé l'injection vive et la suffusion sanguine dans plusieurs points de la pie-mère, dont nous avons fait ressortir la situation exacte au point de vue des centres moteurs. Donc, en cherchant et en étudiant le symptôme accessoire (hémiplégie) et la lésion accessoire (atrophie) qui l'a produit dans les deux cas, nous avons trouvé aussi le symptôme accessoire : convulsion épileptiforme et la lésion correspondante : injection et ecchymose méningée. Le même fait va se produire dans l'observation suivante de M. Magnan, où nous allons trouver les mêmes symptômes. mais avec une cause différente d'hémiplégie, sur aquelle nous avons déja insisté : l'hémorrhagie cérébrale. Nous avons donc beaucoup de raisons pour citer ce fait intéressant.

Obs. III. — L... (Jules), marchand boucher, âgé de 50 ans, entre à Sainte-Anne le 20 octobre 1877. Il présente depuis six mois de l'affaiblissement des facultés mentales ; son caractère change, il devient irritable, s'excite par moments et dans les derniers jours développe une activité désordonnée, fait de nombreux projets et manifeste des idées ambitieuses incohérentes. La parole est légèrement hésitante, et la pupille droite est plus dilatée ; les forces musculaires conservées sont égales des deux côtés.

Le 28. Dans la soirée, l'agitation augmente, la loquacité est intarrisable, les idées ambitieuses, nombreuses et extravagantes se succèdent avec la plus grande activité. Le malade reste une partie de la nuit debout dans la chambre, allant et venant en tout sens ; il s'étend ensuite sur le lit, et le matin on le trouve dans un état comateux, la face rouge, la respiration bruyante, le côté gauche paralysé ; le bras, la jambe soulevés, retombent lourdement ; la tête et les yeux sont déviés à gauche, la pupille droite est plus large, les deux paupières sont relevées. Le bras droit est retiré sous l'influence d'un fort pincement, il se meut facilement, de même que la jambe droite ; mais on voit de temps à autre, dans l'épaule et dans les muscles du bras du même côté, des mouvements fibrillaires, tandis que les muscles de la jambe sont en repos. La vessie est pleine et doit être vidée à l'aide de la sonde. Pouls régulier 84. T. R. 38. A midi se montrent des convulsions épileptiformes dans le côté droit, bras, jambe, face et tête ; pendant les convulsions du côté droit, le gauche reste immobile. La température rectale s'élève à 39. Le malade ne répond à aucune question et ne peut être tiré de son état comateux. A 7 heures du soir nouvelle attaque convulsive ; mais cette fois le côté est immobile, et à gauche, le bras, la jambe et la tête sont convulsés ; la face est déviée à gauche. T. R. 40.

Le coma augmente, la respiration devient stertoreuse, et le malade meurt vers deux heures du matin.

Autopsie. — La calotte crânienne est dure, résistante ; le diploé est épais et rougeâtre, la dure-mère est tendue, l'arachnoïde et la pie-mère sont œdémateuses, légèrement rosées sur les lobes frontaux, mais très-infiltrées de sang au niveau des deux régions pariétales. Les méninges adhèrent sur les lobes frontaux et affectent encore quelques adhérences sur les lobes temporaux et occipitaux.

Fabre de Parrel.

Sur l'hémisphère gauche : congestion active avec hémorrhagies capillaires par place, occupant la partie moyenne (trois cinquièmes environ) de la circonvolution frontale ascendante, les trois quarts postérieurs de la deuxième circonvolution frontale et la moitié postérieure de la troisième circonvolution frontale. La première circonvolution frontale, la pariétale ascendante, le lobule paracentral n'offrent aucune trace de congestion.

Sur l'hémisphère droit : foyer hémorrhagique sur la partie moyenne de la première circonvolution frontale, à deux centimètres et demi en avant de l'extrémité supérieure de la circonvolution frontale ascendante ; ce foyer occupe une étendue de 3 centimètres dans le sens antéro-postérieur, de 2 centimètres sur la face interne et de 1 centimètre sur la face externe ; il pénètre profondément dans toute l'épaisseur de la couche corticale pour atteindre la substance blanche dans laquelle il s'enfonce à peine de 2 à 3 millimètres, dans une très-faible étendue.

Sur ce même hémisphère, on trouve une congestion active avec hémorrhagies capillaires, analogues à celle du côté opposé, entourant, sur la première circonvolution, le foyer hémorrhagique et gagnant en dedans et en arrière le voisinage du lobule paracentral, sans toutefois l'atteindre ; s'étendant de plus, en dehors, sur la partie moyenne de la deuxième et de la troisième circonvolution frontale. L'épendyme est épaissi, la surface du quatrième ventricule est tapissée de petites saillies papilliformes qui se montrent aussi dans les ventricules latéraux. Les coupes pratiquées au niveau des tubercules maxillaires ne font découvrir aucun foyer dans les parties centrales, couche optique ou corps strié, qui ne présentent même pas d'injection anormale. Les poumons sont engoués à la base et en arrière. Le cœur est surchargé d'une faible couche de graisse à la pointe et sur les deux faces le long des vaisseaux coronaires. L'aorte jaunâtre offre des plaques athéromateuses et deux d'entre elles sont légèrement ulcérées au-dessus des valvules sigmoïdes.

Les reins sont légèrement jaunâtres dans leur couche corticale seulement. Le foie est normal (1).

Aux signes essentiels de la paralysie générale, représentés dans l'observation précédente par l'affaiblissement

---

(1) Magnan. Localisations cérébrales. In Revue mensuelle de médecine et de chirurgie. Janvier 1878.

des facultés, le délire ambitieux et incohérent, l'embarras
de la parole, l'irrégularité pupillaire, sont venus s'ajouter
une attaque apoplectique suivie d'hémiplégie et des convulsions épileptiformes, deux phénomènes accessoires.
L'autopsie est intéressante en ce qu'elle nous met sous les
yeux les lésions aiguës qui ont produit ces accidents et
qui sont parfaitement distinctes de la lésion fondamen-
tale, encéphalite interstitielle diffuse. C'est d'abord une
hémorrhagie cérébrale, curieuse par sa rareté et par sa
localisation dans l'écorce grise. Puis, un foyer de congestion active sur l'hémisphère gauche, nous expliquant les
convulsions épileptiformes qui ont eu lieu à droite; tandis
que celles qui sont survenues ensuite à gauche dépen-
daient de cet autre foyer de congestion situé sur l'hémisphère droit. Ajoutons que ces dernières lésions existaient
dans cette partie de l'écorce où l'on a, depuis peu, localisé
les phénomènes moteurs observés dans la moitié opposée
du corps.

Les observations qui vont suivre nous montreront
d'autres lésions. Il sera quelquefois difficile de dire exac-
tement leur nature et de déterminer si on a eu affaire à
une hémorrhagie, à un ramollissement circonscrit ou à
une encéphalite en foyer. Mais le fait subsistera toujours
d'une lésion localisée, surajoutée à l'encéphalite interstitielle, dans chacune de ces observations, et ayant donné
lieu à des signes cliniques distincts, tels que l'hémiplégie
persistante, masquant plus ou moins l'affection essentielle. Des symptômes autres que l'hémiplégie, les troubles intellectuels, par exemple, la gêne de la prononciation, etc., accompagnent souvent les lésions cérébrales en
foyer, de sorte que, même lorsque ces dernières existent à
l'exclusion de la méningo-encéphalite interstitielle, elles
sont capables de simuler cette affection. Nous tâcherons

donc, dans les réflexions que nous ferons sur les observations suivantes, de faire ressortir les faits susceptibles d'éclairer ce diagnostic. A l'aide des éléments ainsi recueillis, chemin faisant, nous aurons à la fin de ce travail quelques considérations générales à présenter sur la question.

Obs. IV (1).— M... (Félix), âgé de 52 ans, célibataire, lieutenant de cavalerie en retraite, est brun, grand, sanguin et doué d'une constitution des plus robustes ; il est entré sous les drapeaux dès l'âge de 20 ans et s'est constamment bien porté durant une période de trente années. Pendant cette longue période il a constamment abusé des plaisirs vénériens, du tabac et des liqueurs spiritueuses ; il passait, du reste, pour avoir un caractère doux, facile et serviable.

Vers l'âge de 48 ans, en mai 1852, il a commencé à présenter des symptômes d'amnésie ; on s'est aperçu en même temps que ses mouvements étaient moins faciles et moins libres que par le passé, que sa prononciation était moins nette que d'habitude et que les membres du *côté gauche* étaient plus faibles encore que ceux du côté droit. On ne paraît point avoir apprécié dans le principe la gravité des premiers accidents.

A 48 ans et 3 mois, les lésions qui avaient été notées au côté des mouvements avaient à peu près disparu ; mais M. Félix était évidemment atteint d'un commencement de démence.

A 50 ans, M. Félix paraît tombé dans le découragement ou l'impuissance intellectuelle ; bientôt cependant il manifeste des idées ambitieuses, se croit à la tête d'une fortune considérable et se livre à des dépenses folles ; on le fait conduire alors dans un asile d'aliénés d'où il sort à 50 ans et demi. Il semble avoir perdu de vue ses conceptions délirantes, mais il est frappé d'incapacité et n'est même plus assez raisonnable pour veiller à sa propre conservation.

A 51 ans il est placé à la maison impériale de Charenton et soumis à notre exploration. Il conserve tout son embonpoint et les apparences d'une santé robuste. Il marche cependant avec lenteur et sa jambe gauche paraît plus faible que la jambe droite ; ses mains sont agitées de tremblement, il articule mal les sons.

Il est calme et insouciant, il écoute longtemps avant de saisir le sens des questions qu'on lui adresse, ne répond que par des phrases inco-

(1) Calmeil. Traité des maladies inflammatoires du cerveau, t. II, p. 27.

hérentes et mal liées ; ses conceptions sont lentes, pénibles ; il oublie vite ce qu'il a été à même de dire ou de faire ; mange beaucoup, remplit ses goussets d'ordures, de chiffons et se retrouve à peine dans les corridors du quartier où il habite.

De 51 ans à 51 ans et demi, M. Félix continue à jouir d'une excellente santé physique. La démence dont il est affecté n'a fait que des progrès insensibles. La tenue de ses vêtements est plus satisfaisante qu'autrefois ; ce malade fume beaucoup, se promène pendant une partie de la journée, ne se livre jamais à aucune action déraisonnable.

Ses lèvres sont affectées de tressaillements lorsqu'il commence à parler, mais il monte les escaliers avec assez de rapidité et se tient bien en équilibre sur ses jambes.

A 51 ans et sept mois, M. Félix présente pendant quelques jours des symptômes de compression cérébrale. Il dort beaucoup, refuse de se lever le matin, se plaint de douleurs de côté, articule mal les sons, semble comme frappé de stupidité ; ces accidents sont combattus par des émissions sanguines, par des purgatifs, par des pédiluves sinapisés, par l'usage des boissons nitrées, par la diète ; ils avaient en partie disparu lorsqu'une violente attaque d'apoplexie vint compromettre l'existence de ce malade.

Le 11 février 1856, il resta en effet privé de connaissance et de sensibilité pendant près d'une demi-heure. La résolution des membres était complète pendant cette crise ; les quatre membres étaient secoués par des convulsions dont la violence ébranlait surtout le côté gauche du corps : face vultueuse, respiration stertoreuse et bruyante (saignée de 600 grammes, sinapismes).

Lorsque les phénomènes convulsifs ont cessé, la parole est embarrassée, la déglutition difficile, l'hémiplégie complète à gauche, l'exercice du mouvement lent et difficile à droite, où la sensibilité est en même temps très-obtuse. (Diète, tisanes purgatives, cataplasmes révulsifs.)

Tous les accidents aigus que nous venons de dépeindre se calment promptement ; mais, à partir de ce moment, M. Félix cesse de marcher ; il est condamné à passer ses jours ou couché dans son lit ou assis dans un fauteuil. Il reconnaît à peine les infirmiers qui le soignent, mange et avale difficilement, urine dans les draps, remue à peine son bras droit, ne peut imprimer aucun mouvement au bras et à la jambe du côté gauche.

Vers la fin de la 53e année il est couvert d'eschares, il continue cependant à prendre des aliments légers et il digère bien tout ce qu'il avale, sa figure continue à être rouge et pleine.

Le 15 juillet 1856, M. Félix repousse les aliments qu'on lui présente, il respire avec peine et semble éprouver de la gêne vers le pharynx ; il remue à peine ses membres droits, qui sont affectés de soubresauts ; persistance de l'hémiplégie à gauche ; pouls fort, très-fréquent. (Saignée du bras, sinapismes.)

Le 16. Somnolence.

Le 17. Mêmes conditions.

Le 18. Décubitus sur le dos ; immobilité complète ; face rouge, pupilles médiocrement dilatées, diminution de la chaleur animale, déglutition impossible, tous les signes précurseurs de l'agonie.

La mort a lieu le 19 juillet 1856 ; les membres du côté gauche étaient œdématiés, ceux du côté droit étaient le siége de tressaillements spasmodiques et les mouvements volontaires y étaient presque nuls ; la sensibilité ne s'y conservait qu'à un faible degré.

Autopsie cadavérique. — Les cavités sont amples, les muscles vigoureusement accusés, la figure est pleine, la barbe noire, le corps chargé d'embonpoint.

Le crâne est peu développé, ses os sont friables, faciles à briser, injectés dans leur épaisseur.

Les cavités de l'arachnoïde cérébrale contiennent à peine quelques grammes de sérosité ; ce liquide a dû s'échapper par des mouchetures qui ont été faites par mégarde sur la pie-mère.

Cette dernière membrane est infiltrée, épaisse, traversée en tous sens, tant sur le lobe gauche que sur le droit par des veines noires, turgescentes, très-nombreuses ; le liquide séreux qui s'écoule de sa trame s'élève à plus de 150 grammes.

Hémisphère cérébral droit. — Il est de toute impossibilité d'enlever la pie-mère qui l'enveloppe et qui maintenant fait corps avec la substance corticale superficielle partout où on cherche à l'en séparer.

Au fur et à mesure que la substance nerveuse se déchire sous les dents de la pince qui sert à tirer les méninges, on voit sourdre de cette substance un liquide crémeux, comparable à une émulsion, et on juge que l'hémisphère est privé de consistance ; on le palpe alors avec les doigts et il fait éprouver la sensation d'une fluctuation, comme si le centre ovale de Vieussens était occupé par un vaste apostème ; il s'écoule, pendant qu'on exécute ces manœuvres, plusieurs cuillerées d'un liquide laiteux par la grande fente dite de Bichat.

Une vaste incision est dirigée d'arrière en avant dans toute l'étendue de ce lobe. Toute la masse nerveuse est déformée et elle représente maintenant une sorte de magma crémeux teint par du sang. Le corps strié, la couche optique, la paroi du ventricule participent à ce ramollissement, qui s'étend presque jusqu'à la base de cet hémisphère. En passant un manche de scalpel sur cette espèce de fondue, elle s'étale comme un corps gras ; mais, dans plusieurs régions, on voit qu'il se mêle à l'élément nerveux des filaments cotonneux et d'une excessive finesse. Ce produit est rougi par du sang, on voit aussi flotter dans sa trame de nombreux filaments vasculaires tortueux et injectés.

L'hémisphère gauche a un tout autre aspect, on parvint d'abord à le dépouiller assez facilement de son enveloppe membraneuse, il n'est point désagrégé. Les circonvolutions, bien que peu profondes, ne sont pas ramollies. Une d'elles, située sur le lobule antérieure et tout à fait sur le devant de la face supérieure est seulement sillonnée par une sorte de liséré jaunâtre qui suit tous ses contours. On est d'abord porté à croire que ce reflet tient à un commencement de ramollissement inflammatoire ; mais en palpant cette sorte de bandelette avec des aiguilles, on constate que l'élément nerveux est induré dans cette région et qu'un produit pseudo-membraneux de couleur de peau de chamois serpente dans l'épaisseur de la partie antérieure de ce lobule, une dissection attentive met ce fait hors de doute.

En incisant couche par couche le reste de l'hémisphère gauche, on donne issue à de nombreuses gouttelettes de sang et on met en évidence des filets vasculaires très-nombreux, mais on ne découvre aucune altération nouvelle.

La pie-mère est intimement unie au cervelet, mais on finit par la séparer presque partout de la substance grise ; cette substance est jaunâtre, humide, peu consistante ; sur la partie postérieure de l'hémisphère cérébelleux droit, la pie-mère cérébelleuse s'enfonce dans les replis de l'organe et fait corps avec une cicatrice membraneuse de couleur fauve. Cette cicatrice, en tout semblable pour sa suture à celle qui recouvrait le lobule antérieur gauche, s'enfonce à 50 millimètres de profondeur, elle est longue de 1 centimètre à sa surface extérieure.

La moitié droite de la protubérance annulaire est le siége d'une cavité tapissée par un produit celluleux de couleur bistrée ; plusieurs petits espaces larges comme des lentilles et tout à fait creux se font encore remarquer entre les plans fibreux de cet organe.

Les poumons contiennent en arrière beaucoup de sang noir et une certaine quantité de sérosité, ils ne sont pas enflammés.

Les cavités du cœur sont larges, les parois de cet organe sont molles et chargées de graisse.

Le foie est volumineux, il contient beaucoup de sang noir.

Les reins sont énormes, surchargés de graisse. La rate est molle, facile à réduire en une bouillie de couleur violacée.

L'appareil digestif est parfaitement sain.

. . . . . . Je passe immédiatement aux réflexions que fait l'auteur, laissant de côté ce qui a trait à l'analyse microscopique, sans intérêt pour nous dans ce cas particulier.

. . . : . « I. L'inflammation a dû régner dans le mode chronique pendant environ cinq ans au sein des centres nerveux encéphaliques de cet officier. Elle a dû y prendre naissance lorsqu'il ne comptait encore que 48 ans d'âge, lorsqu'il a commencé à présenter les symptômes d'amnésie, des symptômes de gêne de la parole avec débilitation des quatre membres et commencement d'hémiplégie à gauche. Elle a dû se raviver, s'étendre dans ses différents foyers, lorsque vers la 51ᵉ année il a présenté des symptômes de démence encore plus prononcés que par le passé et un affaiblissement notable du côté droit, avec hémiplégie très-marquée *à gauche*. Elle a dû enfin envahir des espaces considérables pendant les derniers mois de la vie, période où l'abolition du mouvement était devenue complète dans le *côté gauche*.

II. La couleur vitrée de la cicatrice celluleuse qui avait son siège sur la face supérieure du lobule cérébral antérieur gauche indique que cet ancien foyer inflammatoire devait remonter à une époque très-reculée. Il devait en être de même de la cicatrice peau de chamois qui se voyait à la surface de l'hémisphère droit du cervelet ; de même de la cicatrice couleur de rouille qui gisait dans la moitié droite de la protubérance annulaire, en chevauchant un peu de l'autre côté de la ligne médiane ; on peut donc regarder comme démontré que l'inflammation avait dû débuter tout d'abord et d'une manière simultanée dans ces trois emplacements séparés.

III. Elle avait dû s'y ranimer à la suite de l'accès ou pendant l'accès de délire qui avait forcé la famille de M. Félix à le faire traiter dans une maison de santé particulière.

IV. Elle avait dû se concentrer en dernier lieu dans l'épaisseur de l'hémisphère cérébral droit, dont elle avait opéré l'entière [désorganisation : on parvient donc assez facilement, à l'aide d'un peu de réflexion, à la saisir partout dans chacun de ses foyers et dans sa marche progressive.

V. On a dû remarquer déjà qu'une péri-encéphalite chronique diffuse avec prédominance du travail inflammatoire à droite aurait dû se trahir à l'extérieur par des lésions fonctionnelles presque en tout semblables à celles qui ont été notées sur M. Félix ; il est donc parfois bien difficile de diagnostiquer l'existence d'une double encéphalite profonde. En général, cependant, les encéphalites superficielles ne produisent pas une hémiplégie aussi complète que celle qui a été notée sur ce malade dans tous les membres du côté gauche du corps.

VI. On a dû se dire aussi, en voyant apparaître l'élément celluleux au sein du foyer inflammatoire qui occupait la profondeur de l'hémisphère droit, que ce foyer tendait à se transformer en une vaste cicatrice de couleur peau de chamois ; c'est ce qui serait arrivé, en effet, si l'inflammation eût pu y être arrêtée dans sa marche, mais la substance nerveuse abreuvée de plasma s'y est ramollie et la mort a été la conséquence de cette désagrégation.

Dans le § V, Calmeil semble dire qu'on aurait dû diagnostiquer non la paralysie générale, mais une double encéphalite profonde ; nous croyons, au contraire, que le diagnostic de paralysie générale était très-légitime, ce qui n'empêchait pas de conclure aussi à l'existence de lésions localisées. Tout à fait au début de la maladie de F....., on aurait pu peut-être ne penser qu'à une lésion circonscrite, en se basant sur l'apparition simultanée de l'hémiplégie, de l'amnésie et d'un peu de gêne dans la prononciation, et sur l'absence de délire. Mais lorsque plus tard on a vu survenir du délire ambitieux, un état de démence complète, de l'incohérence des idées, de l'embarras de la parole, on était en droit de diagnostiquer la paralysie générale.

Les lésions circonscrites qui pouvaient exister indépendamment n'étaient pas à ce moment-là suffisantes pour expliquer tous ces symptômes; des signes cliniques plus circonscrits et différents leur devaient correspondre. Une lésion circonscrite, en effet, donne parfois lieu à des troubles intellectuels; mais l'intelligence n'est pas atteinte en masse comme chez le paralytique général; le malade pleure, manifeste une sensiblerie outrée, du découragement; mais il reste, d'ordinaire, conscient de sa situation et maître de son jugement. S'il présente un certain bredouillement dans la parole, il n'y a rien là qui ressemble à l'hésitation spéciale de la paralysie générale. Mais si le malade de M. Calmeil a eu la démence, le délire ambitieux, l'incohérence, l'embarras caractéristique de la parole, ce n'est pas le symptôme surajouté, hémiplégie, qui devait faire abandonner le diagnostic : paralysie générale.

Obs. V. — M. Jacob, capitaine d'infanterie, âgé de 45 ans à peu près, d'une taille courte, ramassée, d'une force moyenne, ayant la peau basanée, les traits grands, les cheveux noirs, présentait au moment où notre attention fut fixée sur lui, tous les signes qui caractérisent la démence avec paralysie générale incomplète. Il n'était point capable de rendre compte de la manière dont la maladie s'était manifestée ; à défaut de renseignement, il fallut nous borner à tracer la description des symptômes qui tombaient sous nos sens.

Pour l'ordinaire, M. Jacob demeurait assis sur un fauteuil. Quand on lui tendait la main, il avançait indistinctement aussitôt, la main droite ou la main gauche et répondait par un sourire à la marque de bienveillance qu'on lui donnait. Le déplacement de ses bras s'effectuait lentement comme s'ils eussent été chargés d'un poids considérable, ou comme si les muscles eussent été affectés d'engourdissement. Invitait-on ce malade à faire un tour de promenade dans son dortoir, ce n'était qu'après beaucoup d'efforts qu'il finissait par se soulever, puis, se cramponnant au bras qu'on lui tendait, il parcourait péniblement quelques mètres, tenant son corps à moitié plié, marchant avec une peine excessive. Si on eût cessé de le soutenir, il n'eût pas manqué de perdre l'équilibre et de tomber à la renverse. La faiblesse paraissait exister au même degré des deux côtés du c rps ; la sensibilité des téguments était conservée partout, mais elle était évidemment émoussée. La prononciation trahissait un certain embarras de la langue qu'on pourrait comparer à celui qui survient dans l'ivresse. L'œil conservait de la vivacité, et la physionomie l'expression de la douceur, absence de mémoire, oblitération du jugement, tous les signes de la démence. L'appétit manquait rarement, les digestions étaient faciles ; le corps, la figure surtout, offraient un véritable embonpoint.

Au commencement de 1824, dans un moment où l'encéphalite chronique semblait à l'état stationnaire depuis bientôt un an, M. Jacob fut atteint subitement d'hémiplégie. Sa bouche était inclinée et tournée à droite. Son bras gauche demeurait immobile et pendant, sa jambe gauche se traînait sur le sol ; respiration embarrassée, oblitération des facultés intellectuelles d'abord très-prononcée et ensuite sorte de *carus*. On se hâte de porter M. Jacob sur son lit, de pratiquer une saignée, et de lui donner tous les soins qu'exige cette nouvelle complication. Au bout de dix jours, il recouvra la faible lueur d'intelligence qui lui restait avant sa grave attaque, il put imprimer quelques mouvements aux membres atteints d'hémiplégie, mais ces membres restèrent toujours plus faibles encore que ceux du côté droit. Peu à peu, l'alimentation cessa d'être impossible, on recommença à lever cet officier, il continua comme autrefois à rester tout le jour assis sur un fauteuil.

Au milieu de cette même année (1824) nous avions occasion de porter chaque jour notre attention sur ce malade et nous pouvions suivre, pour ainsi dire, nuance par nuance les progrès de la périencéphalite chronique, sa marche était lente et graduée ; l'inflammation en s'étendant peu à peu sur le cerveau, rendait chaque jour plus sensible l'impuissance du système musculaire. La progression était alors impossible, la prononciation s'entendait à peine ; le côté gauche, plus affaibli que le droit, était presque à l'état d'immobilité. Les téguments continuaient à être sensibles ; les organes de la vue, de l'ouïe et de l'odorat, étaient peu sensibles et privés d'énergie ; la santé physique commençait à décliner, des eschares se formaient au siège et présageaient le commencement de cette sorte d'agonie longue qui rend en général si pénibles les derniers jours des déments frappés de paralysie sous-cutanée.

La mort ne s'effectua qu'au retour des premiers froids, en octobre 1824 ; une infiltration œdémateuse s'était manifestée depuis quelque temps dans les membres du côté gauche qui étaient complétement immobiles et même rétractés. La jambe droite conservait encore, ainsi que le bras correspondant, un reste de mobilité, mais le déplacement de ces membres, ainsi que l'articulation des sons, s'accomplissaient avec lenteur. Le dévoiement était intense et n'avait pu être calmé par l'emploi des moyens ordinaires ; enfin la vie parut s'éteindre sous la double influence de la phlegmasie intestinale et de la périencéphalite.

Autopsie cadavérique. — Le crâne a acquis une épaisseur considérable ; il se brise avec beaucoup de difficulté.

Il existe dans l'intervalle des feuillets arachnoïdiens une quantité considérable de sérosité, et qui est évaluée à près de 500 grammes pour chaque cavité arachnoïdienne ; ce liquide s'est probablement échappé par des déchirures qui ont pu s'opérer dans la trame de la pie-mère.

Le feuillet viscéral de l'arachnoïde n'est ni rouge, ni épaissi, il n'est point séparé de la pie-mère par cette espèce d'infiltration séreuse qui est si commune dans la périencéphalite chronique.

La face interne de la pie-mère adhère, à droite comme à gauche à la superficie du cerveau. Presque partout on éprouve de la résistance en cherchant à la séparer de la couche corticale ; elle entraîne même en se détachant des circonvolutions, de larges plaques de substance grise dont l'aspect est comme granulé. De larges éraillures marquent par-ci par-là, sur la convexité des deux hémisphères, la place des principaux foyers d'adhérence. Des lésions en tout semblables se rencontrent sur les lobules antérieurs, sur le trajet des scissures interlobaires et sur les deux côtés de la grande faux du cerveau.

La substance grise offre une teinte violacée sur toutes les surfaces éraillées; elle reprend sa couleur cendrée au fur et à mesure que la lame du scalpel pénètre dans ses couches profondes; la consistance générale n'est pas altérée.

La substance blanche des deux hémisphères est à peu près dans son état normal; sa consistance paraît cependant légèrement augmentée dans la région qui correspond à la voûte des grands ventricules.

Ces cavités sont larges, remplies de sérosité; la commissure antérieure n'existe pas.

Le corps strié droit contient dans son épaisseur une ancienne caverne; elle est peu étendue, comme obstruée par une membrane lisse et transparente; la matière colorante n'a point laissé l'empreinte de sa couleur ni sur la fausse membrane interstitielle ni sur la substance nerveuse adjacente.

Le cervelet et ses membranes sont exempts d'altération, rien de particulier vers le pont de variole.

Le canal rachidien est ouvert avec beaucoup de précautions; à peine la moelle est elle-même mise à découvert qu'on aperçoit à la surface de la dure-mère, depuis la troisième jusqu'à la septième vertèbre, un liquide sanguinolent qui a pénétré jusque dans le tissu cellulaire qui avoisine la face postérieure du prolongement rachidien, et dont l'extravasation ne peut être que très-récente.

En pénétrant dans l'espèce d'étui que représente la cavité de la dure-mère, on observe une couche de sang coagulé qui paraît déposé entre les deux feuillets arachnoïdiens, ce sang repose presque immédiatement sur la surface postérieure de la moelle qui ne paraît pas avoir cédé cependant à l'effet de la compression, car dans toute son étendue elle est ferme, douée d'une coloration normale et parfaitement saine.

Le tissu du cœur est mou, le volume de cet organe n'est pas augmenté.

En palpant avec les doigts la surface des poumons, on rencontre çà et là une résistance qui est produite par des masses tuberculeuses, en divisant avec le tranchant d'un scalpel les noyaux résistants, on pénètre dans des cavernes remplies de sanie et traversée par des brides vasculaires. Ces foyers résultent de la fonte de dépôts tuberculeux dont une portion est restée dure et crie sous les efforts de l'instrument tranchant.

La membrane interne de l'estomac est d'un blanc mat, ses rides sont saillantes.

Les villosités qui existent sur les replis du duodénum réfléchissent une couleur noire ; elles représentent par leur ensemble une surface charbonnée dans le voisinage de l'anneau pylorique ; les villosités des intestins grêles sont moins brunes, et elles reprennent leur couleur normale daus les environs du cæcum.

Le pancréas, la rate, le foie, les reins, la vessie sont dant l'état le plus sain.

Nous avons ici, pour expliquer les signes de paralysie générale, l'existence de lésions corticales très accusées. L'hémiplégie persistante qui survient subitement, trouve sa raison dans le foyer découvert dans le corps strié. Chacune des deux lésions, l'une diffuse, l'autre localisée, nous a donné ses symptômes propres. La première a produit l'embarras de la parole, l'affaiblissement musculaire général, le délire ambitieux, la démence ; la seconde a donné l'apoplexie, l'hémiplégie complète et persistante, et des troubles intellectuels qui devaient évidemment être confondus dans ceux de l'affection principale. ·

Les quatre observations qui suivent, empruntées à Parchappe, vont nous montrer encore la paralysie générale, masquée par les phénomènes accessoires.

Obs. VI. — X..., boulanger (1). Une première atteinte de folie amène X... à Bicêtre, Troubles intellectuels peu accusés, excitation, violences envers ses camarades, embarras de la parole. Rémission et sortie. Six mois après, le malade arrive à Saint-Yon avec de l'agitation, un délire incohérent, de l'irrégularité et de l'inégalité pupillaires, un embarras prononcé de la parole. A la suite de poussées congestives on remarque une faiblesse plus grande de tout le côté gauche du corps. Huit jours avant la mort, une congestion cérébrale plus intense amène une hémiplégie gauche, avec légère contracture, et un certain degré d'anesthésie du même côté. Le malade meurt.

Autopsie. — Epaississement avec opacité et ecchymoses des membranes dans les trois quarts antérieurs des deux hémisphères. Adhérences généralisées dans la même étendue, avec décortication de la substance par larges plaques. La couche corticale est pâle et en cer-

(1) Parchappe. Traité de la folie, obs. 194.

tains points réduite en bouillie. Les ventricules sont granuleux et leur couche superficielle s'enlève par larges plaques. Hyperémie générale du cerveau ; enfin, dans le corps strié et la couche optique de l'hémisphère droit, les vaisseaux contiennent des caillots.

Obs. VII (1). — X..., Paralysie générale : embarras de la parole affaiblissement des facultés, délire ambitieux. Le côté gauche du corps est plus faible. Congestions cérébrales. Mort.

Autopsie. — Adhérences disséminées. A leur niveau, la couche corticale, dans toute son épaisseur, est réduite en une bouillie diffluente. Dans la couche optique droite existe une excavation pouvant loger un cotylédon de haricot, couleur de rouille et tapissée d'une membrane celluleuse.

Dans la couche optique gauche, plusieurs kystes hémorrhagiques anciens et très-petits.

Substance blanche, molle et hyperémiée. Adhérences sur le cervelet.

Dans les deux observations qu'on vient de lire, nous avons encore trouvé des lésions en foyer. Mais dans les deux autres nous verrons l'hémiplégie produite par la localisation prédominante d'un côté et en certains points de la lésion même de la paralysie générale.

Obs. VIII (2). — X..., a tous les signes d'une paralysie générale avancée. Neuf jours avant la mort, hémiplégie gauche, puis contracture. Bientôt, gêne dans les mouvements du bras droit. Accès épileptiformes ; la contracture disparaît à gauche pour se porter sur le bras droit. Nouvelles convulsions épileptiformes. Coma. Mort.

Autopsie. — Rougeur vive de l'arachnoïde dans les parties latérales. Pie mère présentant de l'injection avec dilatation de ses vaisseaux.

Hémisphère droit. — Sur toute son étendue, la substance corticale s'enlève avec les membranes. Le ramollissement de la couche grise est plus considérable dans les parties latérales correspondant à la rougeur de l'arachnoïde, où cette couche est diffluente et offre une injection pointillée.

Hémisphère gauche. — Les altérations sont de même nature, mais moins prononcées.

Les ventricules dilatés sont remplis de sérosité.

(1) Parchappe. Traité de la folie, obs. 227
(2) Ibid, obs. 203.

L'épendyme est épaissi.

Le cervelet offre des adhérences sur le lobe gauche, avec ramollissement et pointillé de la substance grise.

Obs. IX (1). — X..., paralysie générale, embarras de la parole, mélancolie, incohérences, hémiplégie à gauche, sensibilité obtuse. Evacuations involontaires.

Autopsie. — Ecchymoses sous-arachnoïdiennes surtout sur l'hémisphère droit, où elles sont réunies en une large plaque occupant toute la partie latérale de l'hémisphère. A ce niveau, adhérences profondes, la substance grise s'enlève par larges rondelles. L'extrémité antérieure de cet hémisphère est plus altérée que celle du côté gauche et la couche corticale est diffluente à sa superficie ; elle a une couleur lilas.

Sur l'hémisphère gauche, adhérences disséminées avec un certain degré de ramollissement de la substance grise.

La substance blanche des deux hémisphères est généralement injectée, molle et poisseuse.

Les observations suivantes que nous avons recueillies à l'asile Sainte-Anne, comme exemples d'hémiplégie ou de convulsions épileptiformes dans le cours de la paralysie générale, ne sont pas complétées par l'autopsie. Dans la première (obs. X) nous pensons que les convulsions observées dans les membres gauches sont sous la dépendance d'une congestion active des méninges, vers les parties antérieures, de l'hémisphère droit. Le résultat des vérifications dans les cas analogues autorise ce diagnostic. Ces congestions, chez la femme dont on va lire l'histoire, se répètent périodiquement et sont parfois assez violentes dans un côté du cerveau pour produire des hémiplégies passagères. C'est dans ces cas, sans doute, qu'à la longue se produit l'atrophie d'un hémisphère que Baillarger a rencontrée assez souvent chez les paralytiques généraux.

Dans la seconde (obs. XI) il s'agit d'une paralysie générale avec hémiplégie droite incomplète, s'atténuant et s'aggravant alternativement. La lésion, par suite, ne con-

---

(1) Parchappe. Traité de la folie, obs. 210.

siste peut-être que dans l'altération interstitielle de la paralysie générale prédominante dans une région de l'hémisphère gauche, probablement dans la substance grise de la pariétale ou de la frontale ascendante.

OBSERVATION X. — T..., 35 ans, mécanicienne, entre à Sainte-Anne le 8 décembre 1878.

La fille de cette malade raconte qu'elle a eu au mois de juin 1876 une attaque apoplectique, à la suite de laquelle il survint pendant deux jours de la gêne dans la prononciation. Depuis deux ans, de semblables attaques se répètent chaque mois, s'accompagnent d'hémiplégie gauche et sont suivies de convulsions du même côté durant plusieurs jours. Pendant ces attaques, la malade ne bouge pas, elle semble se trouver mal. Depuis le début de ces accidents, les facultés intellectuelles s'affaiblissent progressivement; la parole à fini par rester embarrassée.

A l'arrivée de T... on diagnostique : « Paralysie générale; affaiblissement des facultés; idées de satisfaction. Elle fait le travail de plusieurs ouvrières; elle a placé de l'argent à la Banque. Actes incohérents. Nul soin de sa personne. Hésitation de la parole. Inégalité des pupilles. » On ne trouve plus d'hémiplégie.

Le 10 décembre, sans avoir constaté d'attaque apoplectiforme ou épileptiforme nous voyons le bras et la jambe gauches de la malade, secoués comme par des décharges électriques. Quelques secousses aussi dans le côté droit. Rien à la face. Sensibilité conservée partout.

11 décembre. — Les secousses ont continué toute la journé d'hier jusqu'à 5 heures du soir. Ce matin on n'en remarque que dans la jambe gauche, et quelques-unes, assez rares, dans l'épaule du même côté.

La température est normale : 36, 9, le 12. Les contractions cessent. T. R. 37 le matin et 36,6 le soir.

Fabre de Parrel. 4

13 décembre. —Aucune contraction. T. R. 37,1. Depuis, rien de particulier.

OBSERVATION XI. — B..., 44 ans, ouvrière en dentelles. Entre à Sainte-Anne, dans le service de M. le Dr Magnan, le 7 janvier 1878.

D'après les renseignements de la mère, cette femme a toujours été d'un caractère irritable. Dans sa jeunesse elle se plaignait souvent de céphalalgie. Le début de l'affection paraît remonter loin. En 1870 son intelligence s'affaiblissait déjà. Cette même année elle est restée plusieurs jours sans parler et a été affectée d'hémiplégie à droite. Depuis, la paralysie a persisté, mais tantôt plus accusée, tantôt très-atténuée.

Depuis quinze jours, la malade a des idées ambitieuses et sa mère a remarqué que sa parole était embarrassée.

Etat, à l'arrivée. — La pupille gauche est plus étroite, l'embarras de la parole très-prononcé. Délire assez actif, avec idées ambitieuses et hypochondriaques, incohérence : « Elle n'a plus de dents, ni de cheveux ; le manger l'étouffe ; elle a le frisson de la mort, elle n'est pas mariée, elle n'est pas paralysée comme ils disent. Il y a des années qu'elle ne mange pas ; c'est toujours fermé, on est dans le jardin, on a froid, son lit est plein d'or, un million. »

Pendant l'examen, elle se roule par terre en disant qu'elle est morte. Elle répète souvent : « Il y a des années... »

Le diagnostic paralysie générale était évident.

Mars 1878. — La malade ne se rappelle pas la date de son entrée ; elle oublie en quelques instants ce qu'elle vient de dire. « Elle est morte ; elle était avec sa mère, du temps qu'elle était vivante ; on lui a dit qu'elle était en léthargie ; elle placera son argent ; elle a quinze cents francs qui en rapportent quinze mille. » — Elle traîne la jambe droite; la commissure droite est un peu abaissée. Les pupilles sont resserrées.

Août. — Même état. Délire hypochondriaque et délire ambitieux. Hémiplégie droite, avec conservation de la sensibilité. Les organes des sens sont indemnes. La faiblesse musculaire augmente.

Octobre. — Faiblesse générale; le côté gauche paraît presque aussi faible que le droit. Les lèvres sont tremblantes. Dit qu'on l'insulte, qu'on la maudit. On lui frappe sur les pieds, on lui jette des pierres. Elle ne meurt pas, elle ne mange pas, elle vit, malheureusement. Embarras de la parole, inégalité pupillaire.

Décembre. — L'affaiblissement progressif de B... nous oblige à la faire aliter presque continuellement.

8 janvier 1879. — Vive rougeur de la face à gauche; 92 pulsations. Sensibilité un peu émoussée partout. L'auscultation ne révèle rien d'anormal dans la poitrine. Le ventre est douloureux à la pression. Diarrhée. Les autres symptômes sont les mêmes.

Depuis, rien à noter.

MONOPLÉGIE.

Outre les hémiplégies et les convulsions épileptiformes, nous avons quelques observations où un seul membre a été atteint de parésie. Mais aucune autopsie n'est venue nous montrer à quelles lésions nous avons eu affaire. Cependant nous pouvons supposer dans le premier cas, peut-être une tumeur d'origine syphilitique, dans le second et dans le troisième une localisation et un degré plus intense de l'encéphalite interstitielle.

OBSERVATION XII. — H..., 57 ans, receveur de l'octroi. Entre le 1er janvier 1879 à l'asile Sainte-Anne, service de

M. le Dr Magnan. Les renseignements de la femme nous apprennent que ce malade a eu la syphilis il y a dix ans. Depuis six mois il avait des élancements dans les bras et les jambes. Le membre supérieur droit est depuis la même époque le siége d'une parésie et d'un tremblement très-marqué. C'est au même moment que la parole s'est embarrassée. H.... n'a jamais eu d'attaques épileptiformes, mais il se plaignait continuellement de céphalalgie et d'étourdissements depuis deux années. De temps à autre, il faisait des excès alcooliques pendant des périodes de deux ou trois jours. Il a fait une tentative de suicide, à la suite d'excès de ce genre. Une sœur a été aliénée (mélancolie, hallucinations).

9 janvier 1879. — Le tremblement, quoique plus marqué dans le bras droit, existe aussi dans la gauche.

15 janvier. — La faiblesse et le tremblement persistent dans le membre supérieur droit. Les autres symptômes sont les mêmes. H... est transféré dans un autre asile.

OBSERVATION XIII. — M..., 39 ans. Entre à l'asile Sainte-Anne le 17 décembre 1878.

Nous trouvons un affaiblissement prononcé des facultés intellectuelles et de la mémoire. Incohérences, hésitation de la parole, inégalité des pupilles. Les renseignements nous apprennent que M... est malade depuis environ deux ans. Il faisait de fréquentes erreurs dans ses comptes, achetait des objets inutiles, perdait la mémoire. Il n'aurait pas fait d'excès alcooliques depuis 8 ans. Pas d'aliénés dans la famille.

24 décembre. — On s'aperçoit que le membre supérieur droit est devenu très-faible.

25. — La parésie semble s'être un peu amendée.

26. — On trouve le malade obtus, la facies altéré. L'œil droit porte une ecchymose conjonctivale (triangulaire

externe) s'étendant jusqu'au bord de la cornée. La sensibilité est émoussée sur tout le corps. Râles muqueux dans toute la poitrine. Rétention d'urine. P. 120. T. R. 40.

27 décembre. — T. R. 40,1.

28 décembre. — T. R. 40,1. P. 116. — Soir, mort. Opposition à l'autopsie.

OBSERVATION XIV. — B... entre le ... 1878.

Novembre 1878. — Ce malade est atteint de paralysie générale avancée ; délire ambitieux, incohérences ; embarras énorme de la parole ; pupille gauche plus large. Analgésie généralisée. Le bras droit est devenu peu à peu plus faible que le gauche. Les membres inférieurs, un peu affaiblis, gardent une force égale. B... est gâteux.

16 janvier 1879. — Depuis 10 jours, le membre supérieur droit est devenu plus faible qu'auparavant. Le malade ne peut plus s'en servir pour manger. Analgésie généralisée. Langue sèche ; facies déprimé. L'auscultation est presque impossible ; mais la percussion ne dénote aucune altération dans la poitrine. Les bruits du cœur sont sourds. Artères athéromateuses. Pouls 68, lent, dur. T. R. 38.

TREMBLEMENT.

En dernier lieu nous donnerons une observation de tremblement généralisé dans la paralysie générale, suivie de l'autopsie.

OBSERVATION XV. — La nommée G..., 40 ans, blanchisseuse, entre à Sainte-Anne le 28 avril 1878, dans le service de M. le Dr Magnan.

Les renseignements fournis par son mari nous apprennent que depuis quinze mois cette femme est sujette à de vives frayeurs, à des hallucinations et à quelques idées de persécution. Elle voit des ennemis, on veut lui faire du mal, etc. On n'a pas remarqué d'attaques convulsives, ni d'étourdissements. Depuis trois mois, le mari a remarqué la gêne de la parole. Elle faisait, depuis le début de sa maladie, de grands excès alcooliques.

A son arrivée à l'asile, la maladie était déjà avancée. Le certificat porte : paralysie générale ; affaiblissement des facultés intellectuelles ; abolition de la mémoire. Incohérence ; incapacité de se diriger, de pourvoir à ses besoins ; hésitation de la parole ; inégalité pupillaire ; faiblesse musculaire.

Par la suite, il survient des idées hypochondriaques mêlées d'idées de satisfaction : « J'ai une maladie du cerveau ; on me donne des purgations, mais cela n'a pas opéré. Je suis forte, je descends bien les escaliers ; » etc.

La sensibilité est conservée. Les mouvements réflexes s'exagèrent par le choc. La démarche, peu à peu, devient mal assurée ; la parole s'embarrasse de plus en plus, les lèvres sont tremblantes et bientôt tous les muscles du corps sont le siége d'un frémissement très-sensible.

Le 24 novembre 1878, la malade a plusieurs étourdissements ; elle tombe trois fois dans la journée, sans perdre tout à fait connaissance. Deux jours après, l'obtusion causée par ces accidents a diminué, mais la commissure gauche est légèrement abaissée. Le tremblement des membres est très-marqué. Les mouvements réflexes, au moindre choc, sur le tendon rotulien, sont très-accentués.

18 décembre. — Le tremblement est général et semblable à celui du délirium tremens grave, mais plus intense. Il est plus accusé du côté gauche du corps. La langue et les lèvres sont tremblantes. Lorsque la malade veut faire un mouvement et que ses membres abandonnent le plan du lit, ce sont de véritables secousses qui ce-

pendant ne ressemblent pas aux mouvements désordonnés de l'ataxie.

25 décembre. — Les vibrations musculaires sont toujours les mêmes. La langue est sèche et les lèvres fuligineuses. P. 114. T. R. 38.

27 décembre. — P. 120. T. R. matin 38,5 ; soir 39,9.

28 décembre. — P. 136. T. R. matin 39.

29 décembre. — T. R. 40,1. Mort.

Autopsie. — Rigidité cadavérique. Embonpoint. Eschare sur la fesse gauche.

Les os du crâne sont épais, durs et injectés.

La dure-mère présente une vive injection, plus prononcée à la base et à la partie postérieure.

Les vertébrales et la basilaire sont athéromateuses. Cette dernière artère, porte à son origine une plaque d'athérome qui occupe le tiers de la circonférence, sur une longueur de 8 à 10 millim.

Les veines présentent une distension énorme, principalement sur l'hémisphère gauche et près de la scissure interhémisphérique, ainsi qu'au voisinage de l'embouchure du sinus longitudinal supérieur.

Les membranes sont opalescentes et épaissies, sur les deux hémisphères. Le long de la scissure sylvienne, on voit des taches opalines au voisinage des vaisseaux. Dans l'épaisseur de la pie-mère, par places, on trouve des suffusions sanguines lenticulaires. Du côté gauche, une petite hémorrhagie en nappe occupe l'épaisseur de la pie-mère, dans la partie postérieure de la scissure de Sylvius sur une surface égale à celle d'une pièce de deux francs.

Le quatrième ventricule a un aspect chagriné ; il est granuleux sur toute son étendue (fibromes papilliformes).

Aspect gélatineux du ventricule moyen. Abondante sérosité dans les ventricules latéraux, dont l'épendyme est de même gélatineux et épaissi.

Hémisphères. — Leur poids est égal. Ils pèsent l'un et l'autre 450 grammes.

Hémisphère gauche. — La pie-mère est adhérente : à la couche corticale des 3 circonvolutions frontales, surtout sur la première ;

A la base de la pariétale ascendante et sur le lobule pariétal inférieur; sur le lobule du pli courbe, et généralement au niveau de l'espace occupé, en arrière de la scissure sylvienne, par l'hémorrhagie méningée;

Sur les trois circonvolutions temporales, surtout en avant;

Sur la face interne de l'hémisphère, au niveau de la partie antérieure de la circonvolution du corps calleux.

Une couche frontale ne laisse voir aucun foyer.

Les autres coupes montrent que la couche corticale est atrophiée sur toutes les circonvolutions.

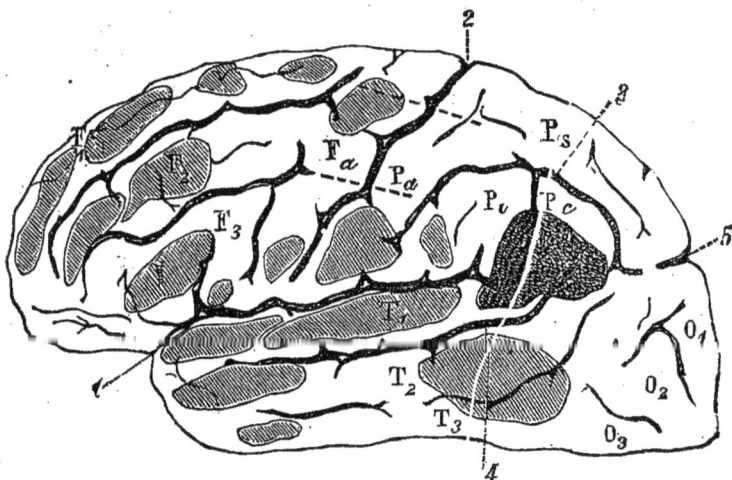

FIGURE 2.

Face externe. Hémisphère gauche.

1, Scissure de Sylvius. — 2, Sillon de Rolando. — 3. Scissure intrapariétale. 4, Scissure parallèle. — 5, Scissure perpendiculaire externe.
F¹, 1re frontale. F₂, 2e frontale. F₃, 3e frontale. Fa, frontale ascendante. Pa, pariétale ascendante. Ps, lobule pariétal supérieur. Pi, lobule pariétal inférieur. Pc, lobule du pli courbe. T₁, T₂, T₃, 1re, 2e et 3e temporale. O₁, O₂, O₃, 1re, 2e et 3e occipital

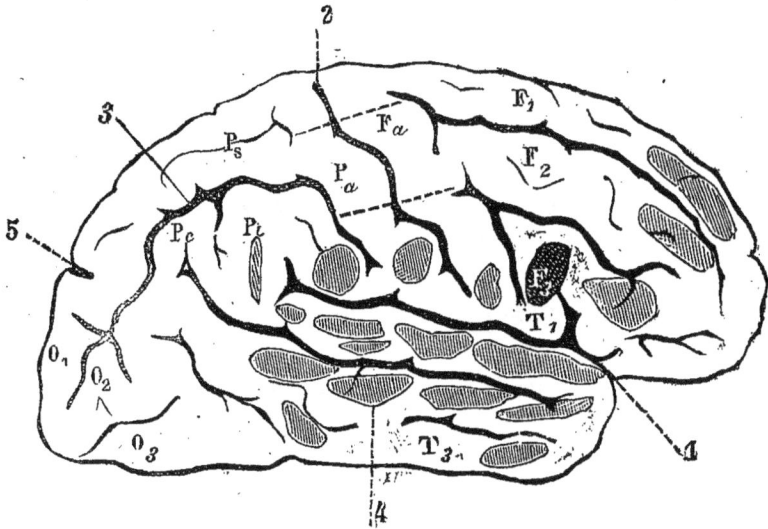

FIGURE 3.

Face externe. Hémisphère droit.

(Même notation que pour la figure précédente).

A l'extrémité antérieure du lobe temporal, la substance blanche est comme creusée de petits canalicules.

Sur le lobe occipital, à l'union de la substance grise et de la substance médullaire, sur la partie antérieure de la deuxième circonvolution occipitale, la coupe fait voir une lacune du volume d'une petite lentille.

Hémisphère droit. Les adhérences existent à la partie interne des circonvolutions frontales et sur la circonvolution du corps calleux dans la moitié antérieure.

Sur la face externe, les méninges adhèrent aux deux tiers antérieurs de la première frontale et en arrière près de la frontale ascendante.

Les deux tiers antérieurs de la deuxième circonvolution frontale et le tiers antérieur de la troisième, sont occupés par des adhérences. Dans le tiers postérieur de cette dernière, l'adhérence est très-prononcée et l'écorce cérébrale a une coloration rougeâtre.

Au pied des deux circonvolutions ascendantes, sur le lobule pariétal inférieur, sur le lobule du pli courbe, sur toute l'étendue de la première temporale, suite d'adhérences entourant la scissure sylvienne.

Enfin, sur la deuxième temporale les deux tiers antérieurs; et sur la troisième temporale le tiers antérieur et le tiers postérieur, sont également occupés par des adhérences.

Une coupe frontale ne laisse voir aucun foyer. Mais on y voit le bord de la couche optique gélatineux.

La substance blanche centrale du lobe occipital est un peu molle.

Les autres coupes ne présentent rien de particulier.

Poids réunis du cervelet, de la protubérance et du bulbe : 310 grammes. Une coupe au tiers inférieur de la protubérance montre l'injection de toute l'épaisseur de la substance.

Les méninges n'adhèrent pas sur le cervelet; cet organe paraît sain.

Moelle. Les méninges rachidiennes sont opalescentes comme celles de l'encéphale. Par places, la dure-mère est soudée à l'arachnoïde dans la région dorsale.

Dans cette même région nous remarquons, de chaque côté de la commissure postérieure, une teinte gélatineuse de la substance.

Les cordons postérieurs offrent à leur partie interne une teinte grise.

Les cordons latéraux, à gauche principalement, sont injectés. Ils présentent des striations allant du centre à la périphérie. L'épendyme est épaissi légèrement.

Le cœur chargé de graisse est petit. Dans le ventricule

droit, la coupe adipeuse occupe la moitié de l'épaisseur de la paroi.

L'aorte a une coloration jaunâtre et présente quelques plaques d'athérome sans ulcérations.

La couche corticale des reins est un peu jaune.

Le foie a aussi une teinte jaune.

Les poumons n'offrent que de l'emphysème au sommet.

La rate, petite, paraît saine.

On observe, dans la plupart des cas de paralysie générale, un tremblement plus ou moins prononcé des lèvres, des mains. Dans notre observation ce phénomène était généralisé à tout le système musculaire. Nous avouons que, d'après l'autopsie, nous ne savons à quelles lésions l'attribuer. Nous citerons M. Hanot qui, à propos du tremblement des paralytiques, dit ceci (1) : Admettre sans réserve la nature convulsive des tremblements serait faire trop bon marché de la théorie du tremblement que M. Charcot a édifiée sur les recherches de M. Marey, touchant les contractions musculaires.

M. Charcot s'est demandé si le tremblement ne serait pas provoqué par un mouvemeut musculaire naturel, une contraction faible décomposée en ses éléments constituants, c'est-à-dire en secousses par suite de la faiblesse de l'agent stimulant.

Le tremblement serait donc un trouble de la contraction musculaire en vertu duquel la contraction est constituée par un nombre insuffisant de secousses élémentaires (thèse de Fernet).

Le tremblement, dans la paralysie générale, pourrait être plutôt d'ordre parétique que d'ordre spasmodique ou convulsif, et tenir aussi à la faiblesse de l'agent stimulant.

(1) Hanot. Mém. de la Société de biologie, 1872, p. 113.

Ce tremblement pourrait tenir aux seules altérations de la couche corticale des circonvolutions. Mais si on se rappelle que, par suite de l'extension du processus morbide, la sclérose de la protubérance, du bulbe (Magnan et Mierzejewski) et même de la moelle (Westphall, Magnan), s'ajoute souvent aux lésions des circonvolutions ; on serait peut-être en droit, dans quelques cas, d'impliquer cette sclérose dans le mécanisme de production du tremblement, de même que dans quelques observations de sclérose en plaques, de paralysie agitante, rapportées par Porkinson, Oppolzer, Leubuscher, Joffroy, le tremblement paraît bien en rapport avec l'état scléreux de la protubérance, du bulbe et peut-être de la moelle (Joffroy, Archives de physiologie, 1872).

DIAGNOSTIC.

L'observation suivante se trouve dans le livre de Parchappe, associée à un grand nombre d'autres réunies sous la rubrique folie avec paralysie générale. Mais à l'époque où écrivait Parchappe, l'entité morbide que nous appelons aujourd'hui paralysie générale était loin d'être bien déterminée, et cet auteur entend par folie avec paralysie générale la folie s'accompagnant de phénomènes paralytiques étendus. Or, il se trouve que parmi les 86 observations de Parchappe, presque toutes ont trait réellement à des individus atteints de méningo-encéphalite interstitielle, puisque cette lésion produit la folie avec affaiblissement musculaire. Mais, inévitablement, pour quelques autres cas, il a eu affaire à des malades offrant des troubles intellectuels en rapport avec une lésion circonscrite ; et jusqu'à un certain point semblables à ceux produits par l'encéphalite interstitielle. Ainsi, dans l'observation que nous allons résumer ici, on ne devrait pas aujourd'hui diagnostiquer une paralysie générale. Nous montrerons tout à l'heure, que les troubles intellectuels signalés étaient sous la dépendance d'une lésion circonscrite. L'autopsie l'a prouvé, mais nous ne nous servirons pas de cet argument décisif. Nous indiquerons quelle est la différence des symptômes sur lesquels on pouvait asseoir le diagnostic :

Il s'agit d'un homme qui deux ans avant sa mort, n'ayant jamais présenté de troubles de l'esprit, est frappé tout à coup d'apoplexie et d'hémiplégie du côté gauche. Ces accidents sont suivis aussitôt de signes de folie et d'hallucinations de l'ouïe ; périodes d'obnubilation, sensiblerie. L'articulation de la parole est naturelle, dit Parchappe (1) ; mais il ajoute que de temps en temps le malade bégaie d'une manière très-prononcée. Il a conscience de son état, et s'en afflige ; il se préoccupe de sa famille et pleure souvent.

L'autopsie ne fait pas mention d'adhérences, ni de lésions corticales. Mais dans le corps strié droit, à la partie antérieure, on trouve les traces d'un kyste hémorrhagique capable de loger un haricot.

La succession des phénomènes fait déjà voir une relation de cause à effet entre l'hémiplégie et les troubles intellectuels qui surviennent ensuite. Mais ce qui éloigne d'abord l'idée d'une paralysie générale, c'est cette sensiblerie qui fait pleurer le malade à tous propos, C'est bien là, au contraire, un symptôme se rapportant à une lésion locale du cerveau ; dans toutes les salles d'hôpital nous trouvons de ces malades paralysés, qui ont dans le cerveau une hémorrhagie, un ramollissement, et qui présentent ce symptôme. Je ne veux pas dire qu'on ne le ren-

---

(1) Pour lire l'observation complète, voir Parchappe, Traité de la folie, obs. 196.

contre pas chez les paralytiques généraux. On l'observe très-souvent au contraire, mais non au début, et encore le paralytique n'expliquera pas ses pleurs si ce n'est par l'absurde, et rira souvent avant d'avoir fini de pleurer, tandis que l'autre malade donnera les raisons de son chagrin. C'est seulement l'insuffisance du motif qui nous fera qualifier ses pleurs de sensiblerie.

Le malade de Parchappe n'agit pas non plus en paralytique lorsqu'il se désespère de son état, en connaissant la gravité ; ni lorsqu'il s'inquiète des siens. C'est qu'en effet il conserve un certain jugement, au lieu que le paralytique général, loin d'apprécier sainement les faits, manifeste en tout l'indifférence la plus absolue. Par suite, les actes de l'un ne seront que futiles, ceux de l'autre porteront toujours un cachet d'absurdité et de perversion tout spécial (perte de sens moral, oubli des convenances sociales les plus élémentaires, impulsions morbides à commettre des excès de toutes sortes, des crimes, etc.).

Je dirai encore que les hallucinations ressortissent plutôt d'une lésion localisée que de la lésion diffuse de la paralysie générale qui produit le plus souvent des conceptions délirantes.

L'embarras de la parole est noté dans l'observation. Mais il ne survenait que de temps à autre. Il est vrai que l'embarras de la parole a la plus grande valeur dans le diagnostic de la paralysie générale. Mais cette valeur n'est si grande que parce que ce signe a un caractère absolument à part chez le paralytique. L'embarras de la parole de l'alcoolique, de l'hémiplégique, le bégaiement, etc., ne ressemblent en rien à l'hésitation tout à fait caractéristique de nos malades.

Cela résulte de la lésion qui tient ce phénomène sous sa dépendance, et sur laquelle nous nous sommes avec intention suffisamment étendu, au début de notre travail.

De ce que nous venons de dire, il résulte que ce signe constaté par le clinicien qui en connaît, par expérience, tous les caractères, c'est, pour ainsi dire, le diagnostic. Constaté par tout autre il perd de sa valeur. On pourrait me demander de le décrire. Je ne m'y hasarde point ; je pense qu'il faut l'étudier sur le malade, que la description en serait très-difficile, très-imparfaite, et complètement inutile.

Pour en revenir à notre observation, je dirai qu'au début de la paralysie générale l'embarras de la parole peut être passager ; mais que fatalement il devient continuel, la lésion étant indélébile et persistante.

Le malade de Parchappe n'était donc pas atteint de paralysie générale, si l'on ne considère que les symptômes qu'il a offerts. Et si on a lu l'autopsie, on y a vu la confirmation de ce que je me suis efforcé de démontrer sans recourir à la vérification anatomique.

Malgré les signes différentiels que nous croyons pouvoir indiquer, nous n'espérons pas supprimer le point d'interrogation dans un certain nombre de cas. Mais nous ne partageons pas l'avis de M. Foville quand il dit, à ce propos, que « les symptômes de paralysie, de démence et d'embarras de la parole sont assez analogues pour que la distinction ne puisse être établie à coup sûr (1), » ni de celui de Marcé qui n'indique comme pouvant faire reconnaître les déments simples à foyers multiples, que l'absence de tout mouvement vermiculaire dans les joues et les lèvres, et l'absence de toute velléité ambitieuse dans le délire. Nous n'attacherions pas, d'ailleurs, à ces signes la même importance qu'à ceux que nous avons cités. Le second surtout nous paraît bien insuffisant.

_____

(1) Voy. art. Paralysie générale, in Nouv. Dict. de médecine et chirurgie pratiques (Jaccoud), p. 122, t. XXVI.

L'idée viendra naturellement d'une lésion circonscrite, lorsque les symptômes de paralysie seront unilatéraux ; quand, de plus, les troubles intellectuels ne seront pas ceux que nous indiquons comme appartenant à la paralysie générale, on ne pensera pas à cette affection.

Le diagnostic présente, il est vrai, une difficulté plus grande lorsque des lésions en foyer et multiples ont leur siége dans les deux hémisphères. Elles donnent alors lieu à des symptômes bilatéraux et de prime abord rien ne fait songer à ces lésions. Bien au contraire, la faiblesse musculaire générale, la démence, l'embarras de la parole, l'inégalité pupillaire peuvent exister et simuler une paralysie générale. C'est dans ces cas que la détermination et la connaissance de la valeur exacte de chacun des symptômes pourra servir encore à éclairer le diagnostic. Je citerai comme exemple un malade que j'observe depuis longtemps dans le service de M. le Dr Magnan. Sa maladie a commencé par des troubles intellectuels légers et diffus. Il avait quelques idées de persécution. Une première attaque apoplectique le rend hémiplégique à droite et aphasique. Cette paralysie était très-amendée ainsi que l'aphasie lorsque le malade est frappé, après une nouvelle attaque, d'hémiplégie gauche, qui, peu à peu, s'améliore. G... est resté faible des jambes, mais il remue assez bien les deux bras. Il a une pupille plus large ; la parole est excessivement embarrassée ; les facultés intellectuelles sont affaiblies. Mais à côté de ces phénomènes nous trouvons une mémoire assez précise, un jugement suffisant. Le malade peut raconter son histoire ; il fait des efforts pour se faire comprendre malgré sa prononciation embarrassée ; il supplée au langage par les gestes. Il apprécie sa situation ; enfin il manifeste cette sensiblerie dont nous avons parlé comme d'un signe important, il pleure à la moindre question sur sa famille. Nous ne trouvons pas chez ce malade

l'attitude d'un paralytique général, mais celle d'un dé-
ment par suite de lésions cérébrales multiples.

Pour terminer ces considérations, nous rappelons que
si des lésions en foyer, dans un seul hémisphère ou dans
les deux, peuvent simuler la paralysie générale quand
elles existent indépendamment de cette affection ; elles
peuvent, lorsqu'elles l'accompagnent, la masquer plus ou
moins. On devra, dans ces cas, rechercher au milieu des
symptômes, ceux que nous savons être constants, essentiels et spéciaux à la paralysie générale, et se souvenir
que les troubles intellectuels et l'embarras de la parole
présentent dans cette maladie un caractère à part.

CONCLUSIONS.

I. — A la lésion constanteet essentielle de la paralysie générale (encéphalite chronique interstitielle diffuse), correspondent des symptômes essentiels et constants qui peuvent être masqués et obscurcis par des phénomènes accessoires.

II. — Parmi ces derniers, nous avons étudié spécialement l'hémiplégie qui est plutôt ici une hémiparésie, et les convulsions épileptiformes ; puis les monoplégies et le tremblement général.

III. — Les lésions accessoires et circonscrites que nous avons trouvées dans quelques-uns de ces cas, sont :
1° Pour l'hémiplégie persistante : l'atrophie d'un hémisphère, l'encéphalite en foyer, les ramollissements. L'hémorrhagie cérébrale est très-rare, à cause de l'épaississement des parois vasculaires dans la paralysie générale.
2° Pour les convulsions épileptiformes, la congestion active des méninges, accompagnée d'hémorrhagies capillaires, de suffusions sanguines, situées généralement sur cette zone de l'écorce cérébrale où l'on a signalé l'existence de centres moteurs.

IV. — Les lésions cérébrales, en foyer, peuvent se traduire cliniquement par des signes analogues à ceux de la paralysie générale. Le diagnostic à faire entre cette dernière affection et des lésions circonscrites exige la connaissance de la valeur exacte et de la nature bien spéciale des symptômes essentiels de la paralysie générale ; et en particulier de l'embarras de la parole caractéristique. Les troubles intellectuels sont différents dans les deux affections. L'affaissement en masse de l'intelligence, le délire de satisfaction, l'incohérence, l'absurdité, chez le paralytique général sont tout autres que la démence du paralytique simple, qui garde un certain jugement, ne reste pas indifférent à sa situation, et manifeste une sensiblerie presque spéciale.

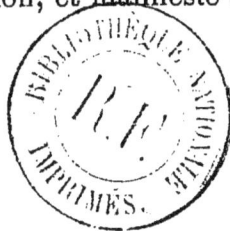

Paris. — A. PARENT, imp. de la Faculté de Médecine, r. M.-le-Prince, 29-31.

www.ingramcontent.com/pod-product-compliance
Lightning Source LLC
Chambersburg PA
CBHW070904210326
41521CB00010B/2053